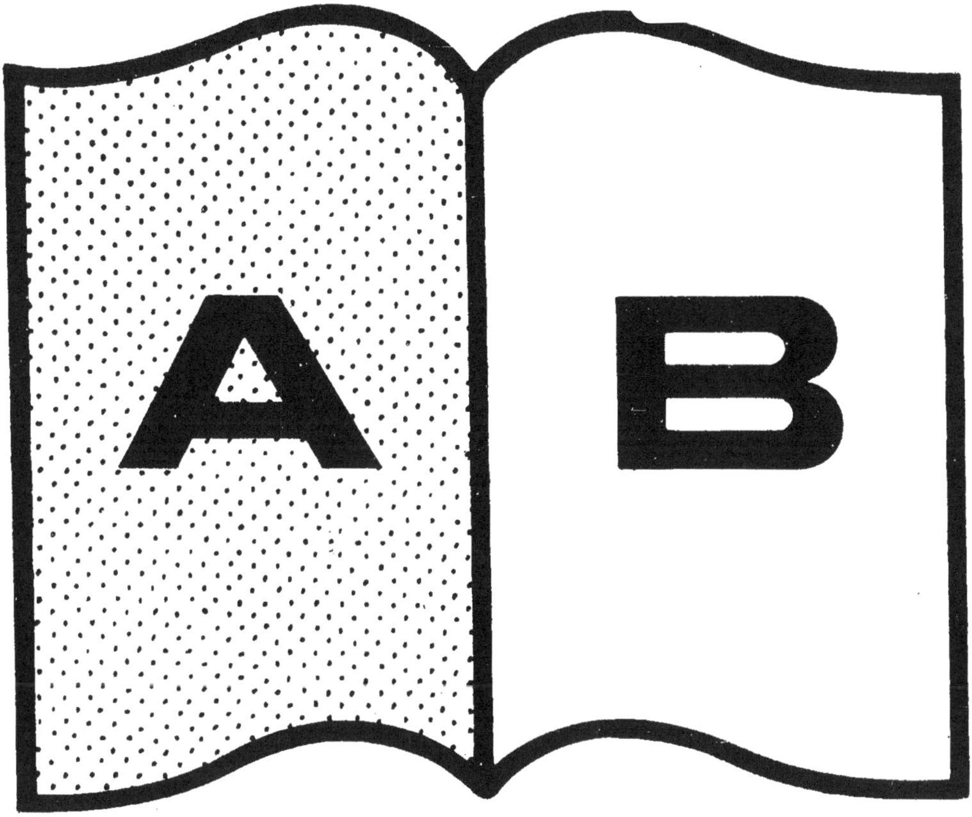

Contraste insuffisant

NF Z 43-120-14

LES

POTS DE PHARMACIE

LEURS INSCRIPTIONS

PRÉSENTÉES SOUS FORME DE DICTIONNAIRE

(AVEC 14 PLANCHES)

PAR

LE Dr PAUL DORVEAUX

BIBLIOTHÉCAIRE A L'ÉCOLE SUPÉRIEURE DE PHARMACIE DE L'UNIVERSITÉ DE PARIS

PARIS

A. MALOINE, ÉDITEUR

25-27, rue de l'Ecole-de-Médecine, 25-27

1908

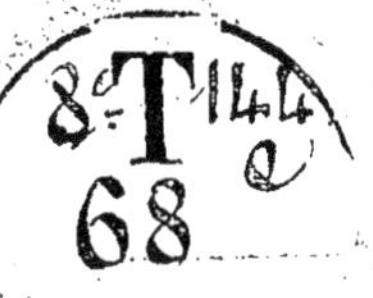

LES POTS DE PHARMACIE

LEURS INSCRIPTIONS

LES

POTS DE PHARMACIE

LEURS INSCRIPTIONS

PRÉSENTÉES SOUS FORME DE DICTIONNAIRE

(AVEC 14 PLANCHES)

PAR

LE DR PAUL DORVEAUX

BIBLIOTHÉCAIRE A L'ÉCOLE SUPÉRIEURE DE PHARMACIE DE L'UNIVERSITÉ DE PARIS

PARIS

A. MALOINE, ÉDITEUR

25-27, rue de l'Ecole-de-Médecine, 25-27

—

1908

LES

POTS DE PHARMACIE

Les pots de pharmacie sont aussi anciens que l'art de guérir. On en a fait de toutes sortes de substances : bois, corne, ivoire, marbre, jaspe, albâtre, verre, étain, plomb, argile, grès, faïence, porcelaine, etc. Ceux de faïence sont spécialement visés dans le présent travail, où je me suis appliqué à l'étude de leurs noms, de leurs formes et de leurs inscriptions.

Les vases d'argile, dont l'invention remonte à la plus haute antiquité (on a trouvé des tessons dans des cavernes quaternaires), ont été employés, concurremment avec ceux d'étain, pour la conservation de la plupart des médicaments simples et composés, jusqu'à l'adoption de la faïence pour les usages pharmaceutiques. Au XVIe siècle, les vases de grès servaient également pour le même usage. Longtemps connus en France sous le nom de *vases de Beauvais*[1], ils ont été mentionnés sous la dénomination de *vasa silicea* et de *vasa lapi-*

(1) « Du XIIIe au XVe siècle, *Beauvais*, ou mieux le Beauvoisis, et en particulier Savignies, avaient répandu, dans le commerce, des vases de toute sorte, mais spécialement des grès, dont cette contrée a conservé pendant deux cents ans le monopole presque exclusif. » (*Glossaire archéologique du moyen âge et de la renaissance*, par Victor GAY, t. I, p. 140, Paris, 1882-1887, article BEAUVAIS.)

dea dans la *Pharmacopœa* de Jacques Sylvius[1], et appelés « pots de caillous »[2] par le médecin lyonnais André Caille, traducteur de ce livre[3]. L'apothicaire parisien Michel Dusseau[4], contemporain de Jacques Sylvius, indique, lui aussi, les « pots de grais et de terre plombée » pour la garde des « onguents, huiles et axunges » ; mais il ajoute : « quant aux conserves, sirops et opiates, nous les réservons en pots, boëttes et chevrettes, peintes et dorées, de plusieurs couleurs, que pour ceste cause on appelle *de Damas* ».

Que doit-on entendre par cette expression : « de Damas » ? D'après Léon de Laborde[5], les objets d'origine orientale, appelés au moyen âge « œuvres d'oultre mer » et « ouvrage de Damas », étaient de jolis vases de poterie émaillée, c'est-à-dire de faïence. Rapportés à titre de souvenir par les pèlerins et par les croisés, au retour

---

(1) *Pharmacopœæ Jacobi* Sylvii *medici Libri tres, his, qui artem medicam et pharmacopœam tractant exercentque, maximè necessarii...* Lugduni, G. Rovillius, 1548, p. 248.

(2) Les « pots de caillous » sont devenus par la suite une réalité ; car au XVIIIe siècle les Anglais ont fabriqué, avec des cailloux broyés très fin, un produit céramique appelé « faïence fine », « terre de pipe » et « cailloutage ». De nos jours on en fait ces vases et ces services de table à bon marché, dits « de terre de fer ».

(3) *La Pharmacopée, qui est la manière de bien choisir et préparer les simples et de bien faire les compositions, despartie en trois livres*, par Jacques Sylvius, médecin de Paris, faite françoise par André Caille, docteur médecin. A Lyon, pour Louys Cloquemin, 1580, p. 401.

(4) *Enchirid, ou Manipul des Miropoles, sommairement traduit et commenté suivant le texte latin*, par Michel Dusseau, jadis garde-juré de l'apothicairerie de Paris : pour les inérudits et tyroncles dudit estat, en forme de théorique. A Lion, par Jan de Tournes, 1561, p. 129.

(5) Laborde (Léon de). *Notice des émaux, bijoux et objets divers exposés dans les galeries du Musée du Louvre*, t. II, p. 461, article Poteries (Paris, 1853). Ce tome II a reçu en 1872 le nouveau titre suivant : *Glossaire français du moyen âge à l'usage de l'archéologue et de l'amateur, précédé de l'Inventaire des bijoux de Louis, duc d'Anjou, dressé vers 1360,* par M. le M. Léon de Laborde (Paris, Adolphe Labitte, 1872). — Voir également les articles Damas et Faïence du *Glossaire archéologique*, par Victor Gay, et l'article Faïence (*Histoire*) de la *Grande Encyclopédie*, par Edouard Garnier.

de leurs pieuses excursions en Terre Sainte, ils furent longtemps d'une grande rareté en France. Peu à peu, les relations commerciales avec l'Orient s'étant développées, le nombre de ces « œuvres d'oultre mer » s'accrut considérablement; aussi, aux xve et xvie siècles, il n'était point d'apothicaire fortuné qui n'eût, pour décorer sa boutique, quelques-uns de ces précieux récipients. Mais ces beaux vases ne venaient pas uniquement du Levant. L'Italie en fabriquait de superbes, dont un certain nombre, parvenus jusqu'à nous, figurent aux places d'honneur dans les musées du Louvre, de Cluny, de Sèvres, etc. L'Espagne (et particulièrement Valence) en fournissait aussi de très jolis, que Jacques Sylvius[1] recommande comme les meilleurs : *inter terrea vasa*, dit-il, *sunt optima Valentina*[2] *ex Hispaniâ pocula, intus candore, nitore, levore alabastritis proxima, foris picturâ nitenti mirè variegata, conservis, syrupis destinata*[3].

Néanmoins les vases de faïence ne furent adoptés par les apothicaires français pour remplacer ceux d'argile, de grès, d'étain[4], etc., qu'après la création des

---

(1) Sylvius (Jacobus). *Methodus medicamenta componendi.* Paris, Christian Wechel, 1541, p. 176.

(2) En 1557, Scaliger (*Exotericarum exercitationum liber quintus decimus*, Paris, 1557, fol. 181 v°) vante la beauté des faïences de Valence et de Majorque, qui, dit-il, rivalisent avec la porcelaine.

(3) Bernardus Dessennius (*De compositione medicamentorum, hodierno ævo, apud pharmacopolas passim extantium. Francofurti*, 1555, fol. 3 verso) emploie à peu près les mêmes termes que Sylvius, sans toutefois faire mention de Valence : *eclegmata, antidota, electaria mollia, looch, robub, purgatoria, syrupi, conservæ*, dit-il, *omnia hæc poculis candidis, levore alabastriten imitantibus, ac foris picturis variegatis, vel fictilibus, vel siliceis nitentibus seponuntur.*

Dans la Pharmacopée d'Augsbourg (*Pharmacopoeia Augustana*, éditions de 1613, 1640, etc., chapitre IV des *Prolegomena*), les vases de faïence sont appelés *testacea ac figulina vasa vitreata* et *testacea et figulina vasa vitreâ crustâ obducta.*

(4) A Dijon, en 1741, la pharmacie de l'hôpital fit changer ses pots d'étain « en pots de fayance » (Baudot, *Etudes historiques sur la pharmacie en Bourgogne.* Dijon, 1905, p. 356, note 1.) Les pots d'étain ont orné les boutiques d'apothicaires

fabriques de Nevers, Rouen, Moustiers, Strasbourg, etc., lorsque les produits de cette nouvelle industrie furent devenus d'un prix abordable. Les nombreux échantillons de ces pots indigènes que l'on trouve un peu partout : dans les vieilles pharmacies, dans les musées, dans les cabinets de curiosités, chez les marchands d'antiquités, etc., sont du XVIIe et du XVIIIe siècle[1].

En 1697, Nicolas Lemery[2] reconnaît qu' « on préfère la fayance aux autres terres chez les apoticaires, à cause de sa beauté et de sa netteté ».

Un siècle plus tard, on donne la préférence à la porcelaine. C'est à la suite de la découverte des gisements de kaolin de Saint-Yrieix[3], effectuée en 1768 par l'apothicaire Vilaris[4], de Bordeaux, que la fabrication de cette nouvelle poterie, maintes fois essayée auparavant, s'implante définitivement en France. Bientôt les manufactures de Sèvres, de Paris, de Lille, d'Orléans, de Niederviller, de Marseille, d'Arras, etc., en produisent suffisamment pour que la porcelaine, devenue commune, ne tarde pas à prendre, en pharmacie, la place de la faïence.

---

pendant plusieurs siècles. Après avoir cédé la place aux vases de faïence, ils ont disparu à peu près tous, la matière première ayant été employée à d'autres usages.

(1) RAMBAUD (Pierre). *La Pharmacie en Poitou jusqu'à l'an* XI. Poitiers, 1907, p. 336.

(2) LEMERY (Nicolas). *Pharmacopée universelle.* Paris, Laurent d'Houry, 1697, p. 54.

(3) M. Alfred FRAY-FOURNIER a donné un excellent historique de la « Découverte du kaolin près de Saint-Yrieix (Haute-Vienne) », dans les « Documents pour servir à l'histoire de l'industrie et des manufactures en Limousin », qu'il a publiés dans le *Bulletin de la Société archéologique et historique du Limousin*, tome 40, pages 206 et suivantes (Limoges, 1893).

(4) Vilaris (Marc-Hilaire), né à Bordeaux en 1720, mort en 1792, fils d'apothicaire, apothicaire lui-même, fut membre de l'Académie de cette ville. Il est l'inventeur d'un procédé de conservation de la viande, mentionné dans l'ouvrage consacré au *Chimiste Dizé*, par A. PILLAS et A. BALLAND (Paris, 1906, p. 36 et suiv.).

Depuis Dioscoride[1] jusqu'à Jean de Renou, tous les auteurs qui se sont occupés de l'art pharmaceutique, ont donné des préceptes pour la conservation des drogues simples et composées, avec l'indication des récipients les plus propres à cette fin, mais, toutefois, sans assigner aux diverses sortes de médicaments, des récipients de formes et de dénominations spéciales. De même, jusqu'au milieu du XVIe siècle, on ne rencontre dans les inventaires des boutiques d'apothicaires aucun vase ayant un nom spécial. Ainsi, en 1408, « l'ouvreur[2]

---

(1) DIOSCORIDE a énuméré, à la fin de la préface du premier livre de son traité de matière médicale (περὶ ὕλης ἰατρικῆς) les diverses sortes de récipients que l'on doit employer pour la conservation des médicaments.

(2) La boutique du marchand et de l'artisan a été appelée jadis : *ovreur* ou *ouvreur* (du bas latin *operatorium* : le mot *ouvroir* a de nos jours le sens d'*atelier*), puis *boutique* et *officine*. *L'Inventaire de la pharmacie de l'Hôpital Saint-Nicolas de Metz*, du 27 juin 1509, que j'ai publié en 1894, porte le titre suivant : « Inventoire de la *bouticle* de l'hospital », où *bouticle* a le sens d'*apothicairerie*. De même, dans les vieux traités de matière médicale (*Hystoire des plantes* de Leonarth FOUSCH (*sic*), traduite en français par Eloy Maignan, Paris, 1549 ; *Histoire des plantes* par Rembert DODOENS, traduite en français par Charles de l'Escluse, Anvers, 1557 ; etc.), le mot *boutiques* est constamment employé pour *officines d'apothicaires*. Au XVIIe siècle, Pierre BOREL, docteur en médecine, auteur des *Antiquitez, raretez, plantes, minéraux et autres choses considérables de la ville et comté de Castres* (Castres, 1649, p. 140) énumère, dans le catalogue des choses rares de son cabinet, qui termine ce livre : « toutes gommes des *boutiques* », « toutes semences des *boutiques* », « toutes sortes de minéraux des *boutiques* », c'est-à-dire, que l'on trouve chez les apothicaires. Au XIXe siècle, MÉRAT et DE LENS (*Dictionnaire universel de matière médicale*, t. II, p. 147, Paris, 1830) donnent comme synonyme de *casse* : « casse des *boutiques* ».

Le mot *officine* (du latin *officina*, boutique) se rencontre chez un grand nombre d'auteurs du XVIe siècle. Rabelais a mentionné « les *officines* des libraires » à la fin du Prologue de son *Isle sonnante*. Un des livres de la collection Hippocratique a été publié en français sous le titre de l'*Officine du chirurgien* (Lyon, 1555). Dans son *Myrouel des Appothiquaires* (Nouvelle édition par P. Dorveaux, Paris, 1895, p. 41), Symphorien CHAMPIER renvoie à son *Officine*, c'est-à-dire à son livre intitulé : *Officina Apothecariorum*, publié à Lyon en 1532.

Enfin Michel DUSSEAU a parlé des *officines* des apothicaires dans le passage suivant de son *Enchirid ou Manipul des Miropoles* (Lyon, 1561, p. 128), intitulé : « Ensuit de Conservation ». « Le septième et dernier article escrit de Saladin, dit-il, touchant l'office d'un apothicaire, est de bien et songneusement garder ses compositions, après les avoir préparées et confectionnées selon ce qu'avons dit cy dessus : dont pour ce faire, dit iceluy, qu'un chacun apothicaire se doit eslire un lieu commode et propice, assavoir, qui soit situé en bel air, arrière du soleil méridional, non suget à vent, pluye, poulsière, ne fumée : congnu que

de l'ostel » de feu Sancenot, « espicier » à Dijon, contient « vint deux pintes d'estain pour mettre sirops » et « quinze pos de Damas »[1].

Trente ans plus tard, on compte « en l'ouvreur de l'ostel » de feu Guillaume Lefort, apothicaire à Dijon[2] : « 20 pozs à brosserons[3] de morte matière », « 24 poz de terre » et « 64 aumoles[4] faulcées ».

En 1501, l'apothicairerie de l'Hôtel-Dieu de Beaune possède : « douze belles boytes d'estain a mectre ciroptz et conserves, six potz de Damas plains de ciroptz, six petits cuvelletz plains d'eau de fourneaul, quatre boytes de plon à mectre tyriacle et mitridal, cent fioles plaines de toutes eaus, plusieurs bruches de confiture, un petit cuveaul de miel[5] », etc.

---

toutes telles choses alterent ou corrompent assez de leger toutes manières de médicaments. Parquoy n'estoit que ledit estat est suget à marchandise et détail, à cause de l'espicerie, ce seroit une chose bien faite et ordonnée, si les *officines*, ou boutiques desdits apothicaires, estoient clauses, ainsi que celles des barbiers et orbatteurs ».

De ce passage, il résulte qu'au XVIe siècle tous les apothicaires étaient épiciers et que leurs boutiques étaient ouvertes à tous les vents, comme celles des autres marchands (les boutiques des barbiers et des batteurs d'or faisaient exception). Les devantures vitrées ne datent que de la fin du XVIIe siècle. (V. le *Dictionnaire historique des arts, métiers et professions exercés dans Paris*, par Alfred FRANKLIN. Paris, 1906, p. 105, article BOUTIQUES, et le *Glossaire archéologique du moyen âge*, par Victor GAY, t. I, p. 698, art. FENÊTRE.)

(1) L'inventaire de Sancenot est mentionné dans les *Etudes historiques sur la pharmacie en Bourgogne*, par A. BAUDOT (Dijon, 1905, p. 72). M. Baudot a bien voulu me donner une photographie de cette importante pièce; c'est là que j'ai pris l'indication des 22 pintes d'étain et des 15 pots de Damas.

(2) L' « Inventaire du mobilier de feu Guillaume Lefort, jadis appothicaire demourant à Dijon en la rue du Change, dressé par la mairie de cette ville, 1439 » a été publié dans le *Bulletin n° 10 de la Société syndicale des Pharmaciens de la Côte-d'Or* (Dijon, 1891, p. 38), et en tirage à part, sous le titre suivant : *Inventaires d'anciennes pharmacies dijonnaises* (XVe *siècle*), publiés par le Dr Paul DORVEAUX (Dijon, 1892).

(3) *Brosseron*, *broceron* ou *brocheron* vient du bas-latin *brocheronnus*, qui signifie *tuyau*, ou *goulot*. Le *pot à brosseron* était le précurseur de la *chevrette*.

(4) *Aumole* vient du bas-latin *amola*. On trouve une citation d' « aumolles de verre » dans le *Dictionnaire de l'ancienne langue française* de GODEFROY, sous la forme erronée : *auviolle* (Renseignement communiqué par M. Antoine THOMAS, professeur à la Sorbonne).

(5) *Société syndicale des Pharmaciens de la Côte-d'Or*. Bulletin n° 4. Dijon, 1885, p. 76.

L'inventaire du fonds de commerce de Geoffroy Cocheu, apothicaire et épicier à Paris[1], dressé en 1528, comporte : « XVIII potz d'estain servant à huilles, XVIII potz d'estain servant à ungans, deux potz d'estain à clister, cent soixente pintes eau distillez, cent six bouteilles de Beauvays[2] à eaux distillez, tant grande que petite, XVIII pintes eau de Damas[3], » etc. Enfin, Laurent Simon, également apothicaire et épicier à Paris[4], possède en 1553 : « plusieurs bouettes, potz, bouteilles et cruches de terre où y a plusieurs sortes d'huilles, unguans et gresses; ung demy muy à demi plain de gros ençans; dix pots d'espisse servant audict estat; une chevrette d'espisse », etc. C'est là, je crois, la première mention de la *chevrette*, et en général d'un pot de pharmacie ayant un nom spécial.

Jean de Renou a publié, dans les premières années du XVIIe siècle, un traité de pharmacie en latin[5], où il a

---

(1) *Histoire générale de Paris. Recueil d'actes notariés relatifs à l'histoire de Paris et de ses environs au XVIe siècle*, par Ernest Coyecque, t. I, p. 20, Paris, 1905.

(2) Ces 106 bouteilles de Beauvais étaient de grès. (V. p. 5, note 1).

(3) *Eau de Damas*, eau rose. « L'eau rose, dit Gay (*Glossaire archéologique*, art. Eau rose), comptait, au moyen âge, parmi les principaux produits des fabriques de Damas, d'où elle était exportée en Europe dans des vases de riche verrerie émaillée, ou dans des bouteilles de métal damasquiné. »

(4) *Histoire générale de Paris. Inventaire des registres des insinuations du Châtelet de Paris : règnes de François Ier et de Henri II*, par Emile Campardon et Alexandre Tuetey. Paris, 1906, p. 609.

(5) Jean de Renou, conseiller et médecin du roi (Henri IV), a publié, en 1608, un traité de pharmacie et de matière médicale, en latin, qui eut plusieurs éditions et qui fut traduit en français par Louis de Serres, docteur en médecine et agrégé à Lyon. Ce traité a pour titre un joli frontispice, gravé en 1608 par L. Gaultier, représentant un jardin botanique très fréquenté, au milieu duquel on lit ce qui suit : IOAN. | RENODÆI MED. PARISIEN. | INSTITVTIONVM PHARMA- | CEVTICARVM. LIBRI QVINQVE | *Quibus accedunt de materia* | *medica. Libri tres.* | *Omnibus succedit Officina phar-* | *maceutica, sive Antidotarium* | *ab eodem auctore com-* | *mentariis Illustratum.* | *Ad Dom. D. Laurentium Archiatrum.* | *Cum Privilegio* | *Regis.* | ; au bas de la gravure se trouvent ces mots : PARISIIS, | *Apud viduam Gulielmi de la Nouë et Dionys. de la Nouë, via Iacobæa sub signo nominis* IESV. Il se compose de trois parties, dont la troisième débute par un nouveau frontispice, composé par Iaspar Isac, lequel représente une

consacré seize chapitres à l'installation et à l'organisation « de la maison et boutique du pharmacien »[1]. Dans l'un d'eux, intitulé : *De arculis, pixidibus et aliis officinæ vasis*, il décrit sept sortes de vases « destinés pour contenir les médicaments », entre autres les *chevrettes*, sous le nom de *capruncula* (le *Dictionnaire de Trévoux* donne *guttus* comme synonyme latin de *chevrette*), et de petits vases d'étain pour les masses pilulaires, lesquels sont appelés *pilluliers* dans la traduction française de Louis de Serres[2]. A la fin de ce siècle XVIIe, les pilu-

---

boutique d'apothicaire en plein travail et porte comme légende : *Officina* | *Pharmaceutica* | *Seu* | ANTIDOTARIVM DOGMATICORVM VETVS, | RENOVATVM, AVCTVM, ILLVSTRATVM. | AVTHORE IOAN. RENODÆO MED. PARISIEN. | ET REGIO. | *Parisiis* | *Apud Viduam gulielmi de la Noue, et dionysium* | *de la Noue. Via Iacobæa sub signo Nominis Ihesu.* | *Cum privilegio* | *Regis.* 1608. C'est dans cette troisième partie que l'on trouve : à la dernière page des feuillets liminaires, le fameux *jusjurandum pharmacopœorum*, qui est devenu dans la traduction de Louis de Serres « le serment des apoticaires chrestiens et craignans Dieu » ; aux pages 2 et suivantes, une introduction de seize chapitres, intitulés : *De domo et officinâ pharmacopœi ; De instrumentis officinæ necessariis ; De arculis, pixidibus et aliis officinæ vasis ; etc.* D'autres éditions de cette pharmacopée ont paru : à Francfort en 1609 et en 1615 ; à Paris, à Cologne et à Genève, en 1623 ; à Hanovre, en 1631, etc.

(1) Jean de Renou a non-seulement placé, en tête de la troisième partie (*Officina pharmacopœorum seu Antidotarium*) de son livre, une préface de seize chapitres, consacrés à l'installation et à l'organisation « de la maison et boutique du pharmacien » : *de domo et officina pharmacopœi ;* mais il a encore traité du logement et de la conservation des médicaments, dans les chapitres XI et XII du livre IV de la première partie de cet ouvrage, intitulée : *Institutiones pharmaceuticæ.*

(2) La traduction de Louis de Serres a paru pour la première fois, en 1624, dans le format in-4° avec un double titre. L'un, occupant la moitié inférieure du frontispice gravé au recto du premier feuillet, est ainsi libellé : LES ŒVVRES | PHARMACEVTIQUES | DV SIEVR JEAN DE | RENOV, CONSEILLER | *et Médecin du Roy* | *à Paris.* | *Traduictes, Illustrées et mises en lumière,* | *par M.* LOVIS DE SERRES, | *Dauphinois, Docteur en Me-* | *decine, et Aggrégé* | *à Lyon.* | A LYON | CHEZ PIERRE RIGAVD, ET ASSOCIEZ (M.DC.XXIIII). L'autre, occupant le recto du second feuillet, est ainsi conçu : LE GRAND | DISPENSAIRE | MEDICINAL. | CONTENANT | *cinq livres des Institutions* | *pharmaceutiques.* | *Ensemble trois Livres de la matiere Medicinale.* | *Avec vne Pharmacopœe, ou Antidotaire fort accompli.* | *Le tout premièrement composé en Latin, et mis en lumière,* | par le sieur JEAN DE RENOV, Conseiller | et Medecin du Roy, à Paris. | Puis traduict de Latin en François, et illustré en faveur de la | plus-part des Apothicaires de France, | Par Mr LOVYS DE SERRES Docteur en

liers ne sont plus en étain, mais en faïence. Nicolas Lemery, qui mentionne cette particularité dans sa *Pharmacopée universelle* (Paris, Laurent d'Houry, 1697, p. 54), signale en même temps l'existence d'autres vases de même matière, dits *pots à canon*. Ces vases avaient été décrits, quelques années auparavant, sous le nom de *canons*, dans le *Dictionnaire françois* de P. Richelet. Après Lemery, les auteurs de traités de pharmacie (Baumé, Morelot, Virey, etc.) ont continué à appeler *pots à canon* les vases qui, depuis Richelet, sont dénommés *canons* par tous les lexicographes[1].

Les pots de pharmacie en faïence peuvent être classés de la façon suivante : 1° les *chevrettes*, pour les sirops, les miels et les huiles; 2° les *bouteilles*, pour les eaux distillées; 3° les *cruches*, pour les sirops et les eaux distillées; 4° les *pots à canon*, pour les onguents, les opiats, les confections, les électuaires, les baumes, etc.; 5° les *piluliers*, pour les pilules; 6° les *vases à thériaque* et à grandes compositions galéniques.

Medecine et Aggrégé, | au College des Medecins, de la Ville de Lyon. | A Lyon, | Chez *Pierre Rigaud, et Associez*, M.DC.XXIIII.

La seconde édition de cette traduction et la troisième (qui n'est que la réimpression de la seconde) ont paru également à Lyon, mais dans le format in-folio; la seconde, chez Antoine Chard, en 1626; la troisième, chez Nicolas Gay, en 1637. Elles portent, au milieu d'un frontispice de Gr. Hurel, le titre suivant : LES ŒVVRES PHARMACEUTIQUES du Sr JEAN DE RENOV, *Conseiller et Medecin du Roy à Paris : Augmentées d'un tiers en cette seconde Edition par l'Autheur; Puis traduittes, embellies de plusieurs Figures necessaires à la cognoissance de la Medecine et de la Pharmacie, et mises en lumiere Par* M. LOVYS DE SERRES, *Dauphinois, Docteur en Medecine, et Aggrégé à Lyon.*

La mention des *chevrettes* et des *pilluliers* se trouve dans les pages 622 et 623 de la première édition, et à la page 483 des deux autres.

(1) Les pots de pharmacie, dits *canons*, étaient en usage au début du XVIIe siècle. M Pierre RAMBAUD (*La Pharmacie en Poitou jusqu'à l'an* XI, Poitiers, 1907, p. 336 et suiv.), a signalé « dans l'inventaire de la boutique de René Baunez, apothicaire à Châtellerault, fait en 1609 : trois douzaines de grands *canons* en terre, façon de Venise, à mettre compositions, la douzaine aprecyée 4 l. ; trente six *canons* de terre de façon de Nevers, à mettre onguens, la douzaine de 40 s. », etc.

CHEVRETTES (V. Planche XIV, figure 1). — Les chevrettes ont été décrites par Jean de Renou dans les termes suivants :

Capruncula[1] *fictilia sunt omnia, intus candore levoreque nitentia, altera tantum parte ansam, qua manu teneri queant, altera tubum habentia, quo liquorem admissum effundant. Os vero admodum superne patulum habent, ut commodius ipse liquor affundatur. Multis coloribus variegatis diversisque figuris exornantur, et syrupis reponendis ac tuto conservandis destinantur.* Louis de Serres a traduit ainsi ce passage : « Quant aux chevrettes, elles sont toutes de terre blanche, et polie au dedans, et reluisante en dehors[2] ; elles n'ont qu'une anse d'un costé, afin de les prendre plus commodément

---

(1) Le *capTunculum* des anciens était un vase d'argile, qui, peut-être, avait reçu ce nom à cause de sa forme, analogue à la figure du bouc (*caper*), dit Vossius (*Etymologicon linguæ latinæ*, Amsterdam, L. et D. Elzevir, 1662, p. 105); peut-être était-il tout simplement le vase appelé : *capis, capedo, capeduncula* ou *capula*, que l'on trouve décrit au mot *capis* dans le *Dictionnaire des antiquités grecques et romaines* de Daremberg et Saglio ; mais ce dernier diffère complètement de la chevrette.

Ch. Ménière (d'Angers) a publié, en 1866, dans le *Répertoire de Pharmacie* (t. XXIII, p. 65-72), un article intitulé : « Notes pour servir à l'histoire de la pharmacie dans les monastères au IXe siècle », dans lequel il a étalé, sur les rayons des apothicaireries conventuelles du moyen-âge, tous les vases décrits par Jean de Renou, en 1608 : « on y voyait, dit-il, les *capruncula* de toutes les grandeurs, les *urceoli*, les *arculæ* et les *pyxides*... » Des *chevrettes* au IXe siècle, c'est un peu tôt ! Dans l'*Histoire de la Pharmacie* par L. André-Pontier (Paris, O. Doin, 1900, p. 540), ces vases moyenâgeux sont devenus des *craponcula* (*sic*), des *urscoli* (*sic*), etc.

De Meuve (*Dictionnaire pharmaceutique*, 2e édition, Paris, 1689, p. 142, col. 1) a fait de *capruncula* un nominatif singulier, dont le génitif est *capRunculæ*.

La chevrette, que Jean de Renou a dénommée *capRunculum*, a été identifiée par les auteurs du *Dictionnaire de Trévoux* avec le *guttus* des anciens, qui est le « goutteron ou burette » des vieux lexicographes : Robert Estienne, Calepinus, Jean Nicot, etc.

(2) La *terre blanche, polie au dedans et reluisant en dehors*, est la faïence. Le mot *faïence* est entré dans la langue française quelques années après la publication de la traduction des *Œuvres pharmaceutiques* de Jean de Renou. Dans un passage antérieur de cette traduction (édition de 1624, p. 151 ; éditions de 1626 et de 1637, p. 124), il est dit que « les syrops se doivent tenir dans des chevrettes de *terre vernissée* ».

avec une main, et de l'autre, un petit tuyeau, par lequel on vuide aisément la liqueur y contenue : leur orifice supérieur est fort large et ouvert, à fin de les remplir plus facilement : au reste on les embelist en dehors de plusieurs et diverses figures, et sont principalement employées pour la garde des syrops. » Cette description de Renou rappelle celle de Sylvius, que j'ai citée plus haut, à propos des vases d'Espagne. En effet, avant la création des faïenceries indigènes, les apothicaires de France recevaient leurs chevrettes d'Espagne et d'Italie.

L'étymologie du mot *chevrette* a été donnée par Chaussier dans un des volumes de l'*Encyclopédie méthodique* intitulés : *Chimie, Pharmacie et Métallurgie* (t. III, p. 260, Paris, an IV). La chevrette, dit-il, est une espèce de vase oblong à large ouverture, de faïence ou de porcelaine, lequel « d'un côté, porte une poignée, et de l'autre, un bec saillant que l'on a comparé à la corne d'un chevreuil; ce qui lui a donné son nom. »

Les chevrettes descendent en ligne directe des « pozs à brosserons » de Guillaume Lefort, lesquels avaient sur le côté un petit goulot, appelé « brosseron », « broceron », « brocheron », « biberon », etc. Elles ne furent pas toujours munies d'une anse. M. B. Reber en possède quelques-unes, qui manquent de cet utile ornement : de forme peu élégante, elles seraient, d'après leur savant propriétaire, originaires du Valais[1].

La forme et les dimensions des chevrettes présentent de nombreuses variétés; leur hauteur est habituelle-

(1) Reber (B.). La poterie suisse (*Journal des Collectionneurs*, Genève, mars 1906). Au bas de la page 236 de ce *Journal*, on voit la photogravure d'une de ces chevrettes sans anse, que M. Reber dit avoir été fabriquées dans le Valais. Ce même vase est figuré dans une des planches de son *Musée médico-pharmaceutique historique*, celle dont le milieu est occupé par un médecin affublé d'un costume préservatif de la peste.

ment de 18 à 29 centimètres, et leur contenance, d'un à trois litres et demi. Leur ouverture a de 9 à 12 centimètres de diamètre : longtemps elle fut obturée au moyen de papier, de parchemin, de toile ou de cuir; au XVIIIe siècle, elle reçut un couvercle de faïence, et l'on mit à l'orifice du tuyau latéral un opercule de bois ou de liège.

Les chevrettes ont été employées, pendant près de trois siècles, non-seulement pour la conservation des sirops, mais encore pour celle des huiles et des miels. Si l'on en croit Baumé (*Élémens de Pharmacie*, Paris, 1762, p. 74), elles auraient été abandonnées par les apothicaires, vers le milieu du XVIIIe siècle, à cause des nombreux inconvénients qu'elles présentaient : « Anciennement, dit-il, on conservoit les sirops dans des pots de fayence à becs, que l'on nomme *chevrettes ;* mais aujourd'hui ces pots ne servent que pour l'étalage des boutiques, et pour la montre seulement. On conserve les sirops, les miels et les huiles, dans des bouteilles de verre qu'on peut boucher exactement, ou avec du liège, ou avec du cristal. Il n'y a présentement que les droguistes[1] qui conservent ces compositions dans des chevrettes, afin de donner à leurs boutiques l'apparence de celles des apothicaires. Ces vaisseaux ont l'ouverture très large : on ne peut les fermer aussi exactement que cela est nécessaire : les sirops et les miels y fermentent en peu de jours; ils moisissent à la surface; les principes volatils et aromatiques se dissipent ; ils

---

(1) Dans l'article APOTHICAIRE du *Dictionnaire portatif des arts et métiers* (t. I, p. 56, Paris, 1766), Baumé dit ceci des chevrettes : « elles servoient autrefois, chez les apothicaires, à conserver les syrops et les huiles; mais aujourd'hui il n'y a que certains *épiciers* qui s'en servent pour donner à leurs boutiques l'apparence de celles des apothicaires ».

(les sirops et les miels) candissent et se dessèchent, de sorte que dans l'espace de deux mois, les compositions ont absolument changé de nature et sont défectueuses. »

Néanmoins, dans les dernières années du XVIIIe siècle, les chevrettes continuaient à décorer les boutiques des apothicaires. « Quelque bien fondées que soient les remarques de Baumé, dit Chaussier[1], l'habitude, le préjugé, la crainte de s'écarter des formes reçues, fait (*sic*) encore conserver les chevrettes dans les boutiques, et on les voit encore aujourd'hui (1796) toutes garnies de ces pots qui ne servent qu'à un vain et ridicule étalage, pour en imposer au public et perpétuer les anciens abus ».

La chevrette fut le pot de pharmacie par excellence : seuls, les apothicaires avaient le droit de la posséder et de l'étaler à la fenêtre de leur officine. Très jaloux de cette prérogative, ils poursuivaient avec acharnement les épiciers qui se permettaient d'en orner leur boutique, usurpant en quelque sorte avec ce vase la qualité d'apothicaire, pour induire le public en erreur. Les archives des apothicaires de Paris contiennent plusieurs sentences rendues contre des épiciers possesseurs de chevrettes. En voici deux exemples, dont le premier est pris à Paris, et le second en province.

Le 16 septembre 1709, le doyen et quatre docteurs de la Faculté de médecine, assistés des trois maîtres et gardes de la Communauté des marchands apothicaires-épiciers de Paris : Henry Rouviere, François Regnault, Gilles-François Boulduc, remarquent, en procédant à la visite des officines, la boutique d'un épicier de la rue

(1) *Encyclopédie méthodique : Chimie, Pharmacie et Métallurgie*, t. III, p. 260. Paris, an IV.

Saint-Jacques, nommé Guillaume Veret, « dans laquelle il y avoit en étalage huit potz de fayance, appellés chevrettes, qui sont à l'usage de l'apoticairerie seullement». Toute la compagnie entre dans la boutique. Le doyen Afforty fait observer à Veret qu'en sa qualité d'épicier, il n'a pas le droit « d'avoir des potz et chevrettes de fayance, qui sont la seule marque de l'apoticairerie, et que cet étalage pouroit tromper le public pour s'adresser à luy et acheter des drogues qu'il ne luy est pas permis de composer ny de débiter ». Veret en convient. Il descend les pots de l'étalage et les pose sur le comptoir de sa boutique. On examine le contenu des chevrettes, et on y trouve de la cannelle en poudre, « laquelle est très défectueuse ». La cannelle est remise dans les pots, qui sont cachetés par Veret, puis saisis par les maîtres et gardes apothicaires[1]. Enfin, sentence est rendue par le

---

(1) Une copie du procès-verbal de la saisie opérée chez Veret se trouve dans le vol. XIV des archives des apothicaires de Paris. Elle est ainsi conçue :

« Nous soussignés, François Afforty, docteur régent, et à présent doyen en charge de la Faculté de médecine en l'Université de Paris, François Picoté de Belestre et Louis Lemery, aussy docteurs régens de ladite Faculté, et à présent professeurs en pharmacie, et en cette qualité députés de ladite Faculté pour la visite des boutiques et drogues de tous les apoticaires de la ville et fauxbourgs de Paris, certiffions à tous qu'il appartiendra, que, le seize septembre dernier [1709], procédans avec deux autres docteurs, nos ajoints, et assistés des maîtres et gardes de la Communauté des marchands apoticaires épiciers de cette dite ville, suivant les règlemens, à la visite générallé des boutiques et drogues desdits apoticaires, et passans dans la rue St-Jacques, nous avons remarqué une boutique, dans laquelle *il y avoit en étalage huit potz de fayance, appellés chevrettes, qui sont à l'usage de l'apoticairerie seullement*; ce qui nous a donné occasion d'y entrer et de requérir lesdits maîtres et gardes de nous y assister dans la visite que nous prétendions faire dans ladite boutique. Et ayans demandé au maître de ladite boutique son nom et sa qualité, il nous auroit dit se nommer Guillaume Veret, et estre marchand épicier. Sur quoy, nous luy avons remontré qu'en ladite qualité de marchand épicier, il ne devoit pas avoir des potz et chevrettes de fayance, qui estoient la seulle marque de l'apoticairerie, et que cet étalage pouroit tromper le public pour s'adresser à luy et acheter des drogues d'apoticairerie qu'il ne luy est pas permis de composer ny de débiter. Dont ledit Veret estant demeuré d'acord, et qu'il n'avoit pas de qualité pour étaler ainsy des potz et chevrettes, il auroit luy mesme descendu lesdits potz d'étalage où ils estoient, et posé iceux sur le comptoir de ladite boutique; et ayant

lieutenant général de police Marc-René d'Argenson en faveur des apothicaires contre l'épicier Veret[1].

Dans le cas suivant, il est interdit aux épiciers de se servir non-seulement de chevrettes, mais encore de pots à canon.

Le 20 mai 1772, Pierre-Charles Garde de Matigny, seigneur de Villers-Secq, Reignier, Gaillardon, Torquane, Chery et autres lieux, conseiller du Roi [Louis XV], lieutenant général de police au bailliage de Chauny, rend, à la requête de François Polette, maître apothicaire demeurant audit Chauny, une sentence par laquelle il fait défenses à tous les marchands épiciers de cette ville, sous peine de mille livres d'amende et de dommages et intérêts envers les maîtres apothicaires de Chauny : « de tenir ni débiter aucuns médicamens composés, sauf les quatre grandes compositions galéniques[2] et les préparations foraines de chimie ; de vendre d'autres drogues que la drogue simple, et encore au poids de quatre onces; comme aussi de prendre et donner à leurs boutiques les marques extérieures de celles des maîtres apothicaires : en conséquence, il ordonne que lesdits marchands épiciers se déferont, sous huitaine, des *chevrettes et pots à canons* qu'ils peuvent avoir, et

---

visité ce qui estoit dans iceux, nous y aurions trouvé de la canelle battüe, laquelle est très défectueuse. Pourquoy, du consentement dudit Veret, lesdits potz et chevrettes ont esté mis éz mains desdits maîtres et gardes, et ladite canelle battüe, remise dans les potz, lesquels ont esté cachetés par ledit Veret de son cachet, et remis éz mains desdits maîtres et gardes, comme lesdits potz ; ce que nous certiffions véritable. A Paris, ce unziesme octobre 1709. Signé : De Belestre, Afforty *doyen* et Lemery. »

(1) Cette *sentence* est mentionnée ainsi dans l'*Inventaire des archives des Apothicaires de Paris,* que j'ai publié en 1893 (p. 78) : « Sentence en faveur des Apoticaires, la Faculté intervenant pour eux, contre un nommé Verré, les Gardes Epiciers étant intervenus pour lui et plusieurs autres Epiciers. 1709. »

(2) Les *quatre grandes compositions galéniques* étaient : la thériaque, le mithridate, la confection d'alkermès et la confection d'hyacinthe.

feront effacer de leurs étalages les alambics, cornues et autres attributs de la pharmacie, si aucuns y sont peints, pour servir d'enseigne et annoncer la boutique d'un apothicaire[1] », etc.

Les épiciers n'étaient pas les seuls à qui la possession des chevrettes fût interdite : elle était défendue également aux chirurgiens. Les statuts des apothicaires de Vannes, confirmés par lettres patentes de Louis XV en 1732, contiennent un article 19, qui dit : « que les chirurgiens et barbiers ne pourront fournir, dans la ville et fauxbourgs de Vannes, aucuns médicaments internes, comme clystaires, médecinnes, potions, syrops, et autres, sur les peines cy-dessus, et que deffenses leur sont faittes d'avoir chez eux pots et chevrettes »[2].

De nos jours, on trouve des chevrettes, à titre de curiosités, chez quelques pharmaciens archéologues, qui, sans se douter qu'ils continuent une très vieille tradition, les mettent en étalage à la place de ces énormes flacons d'eaux colorées, qui sont devenus « les marques extérieures » de presque toutes les officines. On en rencontre encore dans les anciens hôpitaux, dans les musées, etc.; mais, généralement, le nom de ces vases est ignoré. Ainsi, dans le *Magasin pittoresque*[3], dans l'« Histoire de la pharmacie professionnelle en France »

---

(1) *Sentence rendue par Monsieur le Lieutenant Général de Police de la Ville, Fauxbourgs et Banlieue de Chauny, en faveur des Apothicaires de Chauny, contre les Epiciers de la même Ville ; qui défend aux Epiciers de vendre aucuns Médicamens composés, et de mettre à leurs Boutiques les marques extérieures de celle des Apothicaires, à peine de mille livres d'amende et de confiscation au profit de l'Hôpital.* Du 20 Mai 1772.

(2) Closmadeuc (G. de). *La Pharmacie à Vannes avant la Révolution*, p. 30. (Extrait du *Bulletin de la Société Polymathique du Morbihan*, année 1861, Vannes, 1862.)

(3) « Un apothicaire au siècle dernier. » (*Le Magasin pittoresque*, 1839, p. 248.) Cet article du *Magasin pittoresque* a été reproduit par Chauvel et par Phillippe, qui l'ont donné comme extrait de l'*Histoire de Nantes*, par le Dr Guépin.

par Chauvel[1], dans l'*Histoire des Apothicaires* par Phillippe[2], dans la *Revue scientifique*[3], les chevrettes sont appelées « burettes à anche »; dans *la Pharmacie à travers les siècles* par Emile Gilbert[4], « pots de terre vernis en dedans et en dehors » et « pots de terre à anse et à bec »; dans *le Trésor de l'Hôtel-Dieu de Château-Thierry*, par Frédéric Henriet (p. 9); « bouteilles à panse sphérique ou de forme ovoïde, à anse et à bec »; dans le *Catalogue du Musée de Cluny*[5], « aiguières de pharmacie »; dans *l'Union pharmaceutique*[6], « biberons » et « aiguières », etc.

BOUTEILLES. — « Les bouteilles, dit Jean de Renou[7], sont ou de verre, ou de terre. On se sert d'icelles pour tenir les eaux distillées, lesquelles on doit loger en la partie la plus basse de la boutique, tant à raison de leur pesanteur naturelle, que parce qui s'en faict ordinairement grande quantité. Mais, advenant l'hyver, il les faut tenir à la cave, de peur qu'elles ne viennent à se geler, et à estre par consequent inutiles en medecine. »

---

(1) L' « Histoire de la pharmacie professionnelle en France » sert de préface à l'*Essai de déontologie pharmaceutique*, par CHAUVEL, dont la première édition a paru dans la *Revue pharmaceutique de 1852*, par DORVAULT (Paris, 1853, p. 22), et la seconde édition a été publiée à Saint-Brieuc en 1854 (p. 45).

(2) PHILLIPPE (A). *Histoire des Apothicaires*. Paris, 1853, p. 9.

(3) BIORD (Camille). Une pharmacie à Chambéry au XVIIe siècle. (*Revue scientifique*, 1883, 2e semestre, p. 755.)

(4) GILBERT (Émile). *La Pharmacie à travers les siècles*. Toulouse, 1892, p. 285.

(5) *Musée des Thermes et de l'Hôtel de Cluny. Catalogue et description des objets d'art de l'antiquité, du moyen-âge et de la renaissance, exposés au Musée*, par E. du SOMMERARD, Paris, 1883. Dans ce *Catalogue*, les chevrettes sont cotées : 2906, 2910, 2949, 3447, etc. Celle cotée sous ce dernier numéro est appelée « théière sur pied ».

(6) PAVÈSE (E.). Note à propos de vases de pharmacie. (*L'Union pharmaceutique*, 1892, p. 245.)

(7) RENOU (Jean de). *Les Œuvres pharmaceutiques*. Lyon, 1624, p. 622; autres éditions, p. 482.

Il existait deux modèles de ces bouteilles de faïence, tous deux à fond plat. Les unes avaient la panse sphérique ou sphérique légèrement aplatie : leur hauteur était de 26 centimètres, et leur contenance, de 2 litres 300 environ; elles étaient posées sur les rayons inférieurs de la boutique. Les autres, à panse aplatie, étaient, comme les gourdes et les flacons décrits par Victor Gay[1], munies d'anneaux[2], dans lesquels passait un cordon ou une courroie; leur hauteur était également de 26 centimètres, et leur contenance, de 1 litre 9 à 2 litres; elles étaient pendues au plafond de la cave.

Ces bouteilles de faible capacité se trouvaient dans les officines des apothicaires et dans les petits hôpitaux. Dans les grands hôpitaux, on employait pour la garde des eaux distillées, soit de grandes bouteilles, soit de grandes cruches. La Pharmacie centrale des hôpitaux civils de Paris possède plusieurs grandes bouteilles, dont l'une (V. Planche I, figure 2), haute de 0,45 centimètres, contient plus de quinze litres et porte les deux inscriptions suivantes : par devant, *A. pauer. R.* (*Aqua papaveris Rhœadis,* eau de coquelicot), et par derrière, *S. iean. D*e*. dieu*; les autres, qui proviennent de l'Hôpital de la Charité, ont 0,38 centimètres de hauteur et contiennent presque neuf litres. Ces grands vases, fabriqués en France, ont des formes peu élégantes et une décoration assez médiocre; ils n'ont rien de comparable avec ces magnifiques bouteilles italiennes, dont les musées de Paris exposent de si jolis spécimens. Quoi qu'il en soit, qu'elles vinssent de France ou d'Italie, les

---

(1) Gay (Victor). *Glossaire archéologique*, p. 202 et 716.

(2) Ces *anneaux*, qui font partie de la bouteille et sont, comme elle, en faïence, ont reçu des archéologues toutes sortes de noms. Ils ont été appelés : *anses de suspension, bélières, coulants, oreilles, oreillons, passants, tenons, etc.*

grandes bouteilles étaient difficiles à manœuvrer, surtout lorsqu'elles étaient remplies.

Les bouteilles de faïence à eaux distillées sont appelées *boucarts* et *bocarts*, dans un marché passé à Tours en 1634, entre un apothicaire et un marchand verrier[1].

CRUCHES. — Les cruches étaient employées dans les grands hôpitaux, non-seulement pour la garde des eaux distillées, mais encore pour celle des sirops qui étaient le plus ordonnés par les médecins. La Pharmacie centrale des hôpitaux civils de Paris a une collection de ces vases, dont les uns, joliment décorés (V. Planche II), sont hauts de 0,35 centimètres et contiennent huit litres et demi, et les autres ont une hauteur de 0,45 centimètres avec une contenance de quatorze litres[2].

Contrairement à la chevrette, la cruche était commune aux apothicaires et aux épiciers; mais ceux-ci n'y logeaient que leurs huiles. Je me rappelle avoir vu, dans mon enfance, chez certains épiciers du Pays Messin, des cruches de faïence blanche, semblables aux plus grandes de la Pharmacie centrale des hôpitaux, lesquelles avaient pour toute décoration l'une des inscriptions suivantes : « Huile de lin », « Huile de colza », « Huile d'œillette » ou « Huile douce ».

---

(1) Ce *marché* a été publié par M. F.-Em. BOUTINEAU (de Tours) dans le *Bulletin de la Société pharmaceutique d'Indre-et-Loire* (N° de juillet 1905, p. 240) et en tirage à part, sous le titre : *Vases de pharmacie* (XVIIe *siècle*), Tours, 1905.

(2) Trois cruches appartenant à la Pharmacie centrale des Hôpitaux de Paris ont été représentées dans le journal *La Pharmacie* (A.-Félix Gouillon, rédacteur en chef), numéros d'Avril 1901, p. 131; d'Août 1904, p. 353. Les deux cruches représentées dans le numéro d'avril 1901 ont 35 centimètres de hauteur; celle figurée dans le numéro d'août 1904 a 45 centimètre de haut.

CANONS ou POTS A CANON (V. Planches XI, XII et XIII); PILULIERS (V. Planche I, figures 1 et 3). — En 1679, Richelet[1] définissait le *canon :* un « pot de faïance un peu long, que les apoticaires de Paris appellent d'ordinaire *pot à onguent* ». Quelque vingt ans plus tard, Nicolas Lemery dit que les apothicaires appellent ces vases *pots à canon* « à cause de leur forme » et qu'ils y mettent « les électuaires, les baumes[2], les onguents ». Au temps de Baumé[3], on conserve dans des *pots à canons* (*sic*) « les électuaires, les opiates, les confections ». « Ces médicamens, dit-il, à raison de leur consistance plus grande que celle des miels et des sirops, sont moins sujets aux impressions de l'air; ils s'y conservent très bien, quoique l'ouverture de ces pots soit large : ce sont les meilleurs et les plus commodes. » Et il ajoute : « Les pilules, lorsqu'elles sont en masse, se conservent dans des pots semblables aux précédens, mais beaucoup plus petits : on les nomme *piluliers*. On conserve les extraits dans des pots semblables à ces derniers. »

De ces différents textes, il faut conclure que les canons de taille ordinaire servaient à loger les onguents, les opiats, les confections, les électuaires et les baumes, et que dans ceux de petite taille, on conservait les masses de pilules et les extraits. Mais, à vrai dire, ces médicaments n'étaient pas les seuls qui fussent contenus dans les canons : on y mettait encore bien d'autres préparations pharmaceutiques : les conserves, les robs, etc., à peu près toutes les drogues simples, et un grand

(1) Richelet (P.). *Dictionnaire françois*, t. I, p. 107. Genève, 1679-1680.

(2) Lemery (*Pharmacopée universelle*, Paris, 1697, p. 890) a divisé les *baumes* en *naturels* et en *artificiels*. Ceux dont il parle ici sont les *artificiels*, « qu'on prépare par la chymie et par la pharmacie ordinaire ».

(3) Baumé. *Élémens de pharmacie*. Paris, 1762, p. 75.

nombre de produits chimiques d'usage médical. Pour s'en convaincre, il suffit de lire les inscriptions qui se trouvent sur ces pots.

Dans les grands hôpitaux, on employait de vastes récipients, analogues aux vases à thériaque (V. Planche III, fig. 1 et 3; Pl. VI; Pl. VIII, fig. 2; Pl. IX, fig. 2; Pl. X), pour loger certains médicaments de grande consommation, qui, chez les apothicaires et dans les petits hôpitaux, étaient conservés dans des canons.

D'après la sentence rendue à Chauny en 1772, que j'ai déjà citée, les pots à canon étaient, de même que les chevrettes, considérés comme « les marques extérieures de la boutique d'un apothicaire »; par conséquent il était interdit aux épiciers d'en faire usage. Mais je doute qu'à Paris on ait tenu compte de ce jugement. Les épiciers ayant toujours eu le droit (définitivement reconnu par arrêt du Parlement, du 27 novembre 1632) de vendre toutes les drogues simples, « les préparations foraines de chimie »[1] et les quatre grandes compositions galéniques, il est certain qu'ils logeaient ces produits dans des vases cylindriques de faïence, analogues à ceux des apothicaires. Au reste, on a vu, à l'Exposition universelle de 1900, de vrais pots à canon, destinés à des condiments dont la vente était du seul ressort de l'épicerie : tel ce vase portant l'inscription *Capre Capotte*[2],

---

(1) *Sentence rendue par Monsieur le Lieutenant Général de Police de Chauny*, p. 3.

(2) Les *Mémoires pour servir à l'histoire naturelle de la Provence* par BERNARD (Paris, 1787) contiennent, à la fin du tome premier, un « Mémoire sur la culture du caprier » par BÉRAUD, dans lequel il est dit (p. 357), qu' « on sépare les câpres avec un crible, selon leur grosseur, et on en fait de cinq qualités, qui sont : la *nompareille*, la *capucine*, la *capote*, la *seconde* et la *troisième* ». La *capre capote* était donc de moyenne grosseur, intermédiaire entre la plus petite (*nompareille*) et la plus grosse (*troisième*).

dont une bonne figure se trouve dans le *Musée rétrospectif des classes 53-54*[1].

Les dénominations de *canon* et de *pot à canon* sont ignorées de la plupart des archéologues. Pour désigner cet objet, l'un emploie les expressions : « vase de pharmacie », « vase en forme de cornet, dit *albarello* », « cornet de pharmacie »[2]; l'autre se sert des termes : « vase de pharmacie (forme dite *albarello*) », « vase de pharmacie de forme cylindrique (*albarello*) », « pot de pharmacie (*albarello*) »[3]; un troisième propose le mot *albarelle,* tiré de l'italien *albarello*[4]; très satisfait de sa trouvaille, il ajoute : « il faut espérer que ce mot prévaudra sur la désignation trop vague et souvent erronée de *cornet de pharmacie,* qui est le terme actuel »; cependant ce dernier savant connaît le mot *canon,* qu'il explique de la façon suivante : « Vase cylindrique, l'albarelle des Italiens, dont le mot français au moyen âge est *magdaléon* (*sic*) »[5].

---

(1) *Musée rétrospectif des classes 53-54 : pêche et cueillette, à l'Exposition universelle internationale de 1900, à Paris. Rapport du Comité d'installation,* p. 43.

(2) *Musée des Thermes et de l'Hôtel de Cluny. Catalogue...* par E. DU SOMMERARD. Paris, 1883, N°s 2862, 2907 à 2912, 2950, 2951.

(3) *Manufacture nationale de Sèvres. Catalogue du Musée céramique* par Édouard GARNIER. Fascicule IV. Paris, 1897. N°s 43, 44, 58, 120, 230, 231, etc.

(4) Thomaso GARZONI (*La Piazza universale di tutte le professioni. Venetia,* 1592, p. 664) met au nombre des vases employés par les apothicaires (*speciari overo aromatarii*) l'*albarello,* qu'Antoine OUDIN (*Recherches italiennes et françoises,* Paris, 1655, p. 33) définit : vase, boëte d'unguent ».

Ce même Oudin donne une autre forme de ce mot : « *alberello,* boiste, vase ». Cette dernière est la seule admise dans le *Vocabolario degli Accademici della Crusca* et dans les dictionnaires italiens du XVIIIe et du XIXe siècle. On trouve encore dans les *Recherches* de OUDIN : « *cannoncine,* boistes en forme de canon ».

(5) *Glossaire archéologique du moyen-âge et de la renaissance* par Victor GAY, articles ALBARELLE et CANON. Victor Gay n'est pas l'inventeur du mot *albarelle :* il l'a pris dans la traduction française de PICCOLPASSI (*Les troys libvres de l'art du Potier*), publiée par Claudius POPELYN à Paris, en 1860 (p. 15.) Du *Glossaire* de GAY, le mot *albarelle* a passé dans la *Grande Encyclopédie* (t. I, Paris, 1885), et dans le *Nouveau Larousse illustré* (t. I, Paris, 1897). Chacun de ces dictionnaires contient une figure d'*albarelle.*

VASES A THERIAQUE (V. Planches III à X); JARRES. — Les vases destinés aux quatre grandes compositions galéniques (thériaque, mithridate, confections d'alkermès et d'hyacinthe) et à quelques autres préparations pharmaceutiques très populaires, telles que l'orviétan[1], l'opiat de Salomon, etc., se distinguaient généralement par leur hauteur et leur volume, supérieurs à ceux des autres pots de pharmacie; ils avaient en outre une forme élégante, de gracieux ornements et une jolie décoration. Parmi ces récipients, les pots à thériaque (la thériaque était le remède populaire par excellence) l'emportaient sur tous les autres par leur amplitude. L'un d'eux, véritable chef-d'œuvre de poterie métallique, a été décrit par Georges Irisson[2], pharmacien à Toulouse. Le Dr Jean Artaud[3] en a mentionné un autre appartenant à l'Hôtel-Dieu de Lyon. En 1702, Rouvière, apothicaire à Paris, possédait un vase colossal, fabriqué d'après ses indications, lequel contenait deux mille deux cent livres de thériaque préparée par lui-même[4] : c'est bien certainement le pot de pharmacie le plus grand qui ait jamais été produit.

G. Planchon[5] a décrit, en 1892, une de ces *jarres*

---

(1) L'*orviétan* était débité dans de petites boîtes de plomb, dont le Dr Louis Marchant a publié une figure dans le *Magasin pittoresque* de 1883, p. 152.

(2) *Notes sur une apothicairerie. Un vase à thériaque et la confection de la thériaque à Toulouse*, par Georges Irisson. Toulouse, 1898, p. 9. Cette brochure est accompagnée de deux planches, dont l'une représente l' « apothicairerie », et l'autre, le « vase à thériaque ».

(3) Artaud. Le Grand Hôtel-Dieu de Lyon (*Mémoires de la Société littéraire, historique et archéologique de Lyon*, années 1896-1897, p 305. Lyon, 1898).

(4) *Notice sur les Rouvière, Apothicaires du Roi (Louis XIV) et Maîtres Apothicaires de Paris*, par Paul Dorveaux. Dijon, 1905, p. 10. Cette *Notice* a paru tout d'abord dans le *Bulletin n° 24 de la Société syndicale des pharmaciens de la Côte-d'Or* (Dijon, 1905).

(5) G. Planchon. Sur la confection publique de la thériaque à Paris (*Journal de Pharmacie et de Chimie*, 1892, 1er semestre, p. 442).

mentionnées par Baumé[1], dans lesquelles on conservait la thériaque. Elle se trouve aujourd'hui au Musée rétrospectif (nouvellement créé) de l'École supérieure de pharmacie de Paris : sa hauteur est de 90 centimètres, et sa circonférence au milieu de la panse, de 1^{m}90. L'Hôtel des Invalides en possède quatre autres, dont trois contenaient de la thériaque, et la quatrième, du *diascordium*.

Ces vases extraordinaires se rencontraient non-seulement chez les apothicaires, mais encore chez les épiciers, ceux-ci ayant le droit de tenir à la fois « les drogues simples et les drogues composées foraines[2] », c'est-à-dire, « les compositions de thériaque, mitridat, alchermès et hiacinthe, venant du dehors[3] ».

INSCRIPTIONS. — Les Grecs et les Romains ont eu des pots de pharmacie, ornés d'inscriptions indiquant la nature de leur contenu. Quelques-uns de ces récipients ont été étudiés par Millin[4], Tôchon[5], Simpson[6],

---

(1) BAUMÉ. *Elémens de Pharmacie*. Paris, 1762, p. 76.

(2) *Pandectes pharmaceutiques* par Adolphe LAUGIER et Victor DURUY. Paris, 1837, p. 89.

(3) *Dictionnaire universel de Commerce*, par Jacques SAVARY DES BRUSLONS, t. I, col. 1876, article ESPICERIE. Paris, 1723.

(4) MILLIN (A. L.). *Description d'un vase trouvé à Tarente*. Paris, Wasermann, 1814 (in-8° de 16 pages, avec 1 planche). Cette brochure a été analysée dans le *Magasin encyclopédique*, rédigé par le même auteur (année 1815, t. I, p. 469). Le vase trouvé à Tarente porte l'inscription : IACONOC ΛΥΚΙΟΝ (*lycium de Jason*), que Millin a interprétée : *lycée de Jason*. Ce savant archéologue en a conclu que c'était un jouet fabriqué pour l'amusement des enfants qui fréquentaient ledit lycée.

(5) TÔCHON d'Anneci. *Dissertation sur l'inscription grecque* IACONOC ΛΥΚΙΟΝ, *et sur les pierres antiques qui servaient de cachets aux médecins oculistes*. Paris, L. G. Michaud, 1816 (in-4° de 74 pages, 3 planches coloriées).

Tôchon a rendu à ladite inscription son vrai sens, qui est : *lycium de Jason*, et au petit vase qui la porte, sa vraie destination. Les planches 1 et 2 de sa brochure contiennent des figures de pots de *lycium*.

(6) SIMPSON (J. Y.). *Notes on some ancient greek medical vases for containing lykion ; and on the modern use of the same drug in India*. Edinburgh, 1853 (in-8°

etc. : ce sont de tout petits vases à *lycium*[1], en terre cuite, dont l'inscription grecque indique à la fois et le nom de cette drogue, et celui du médecin ou de l'apothicaire qui l'avait préparée. Ces pots de terre avec inscriptions sont assez rares.

Jusqu'au XVIIe siècle, les pots de pharmacie sans inscriptions furent beaucoup plus nombreux que les autres ; ils portaient généralement des étiquettes manuscrites. En 1572, Jean Roy, apothicaire à Dijon, a sur ses pots et sur ses boîtes des « billets servant de marque et d'étiquette[2] ». Les inscriptions sur les vases ne deviennent fréquentes qu'après la création des fabriques de faïence indigènes. Alors, les apothicaires, renonçant aux produits de la céramique étrangère, s'adressent à leurs compatriotes pour la fourniture de leurs pots ; ils ont soin de joindre à leur commande la liste des inscriptions qui doivent y figurer. M. Boutineau[3] a publié dernièrement un curieux marché, conclu à Tours en 1634 par deux habitants de cette ville : Ollivier Gouin, maître apothicaire, et Jehan Orgery, marchand verrier. Par acte notarié, Orgery s'engage à fournir à Gouin, pour le prix de quarante-huit livres tournois, « neuf

---

de 10 pages, 1 planche). Dans ce mémoire, qui est extrait du *Monthly Journal of medical science*, Simpson passe en revue tous les vases à *lycium* connus jusqu'alors, et il en donne des figures.

(1) Le λύκιον de Dioscoride (*lycium* de Pline) a été identifié, en 1833, par Royle avec le *rusot* ou *rasout* des bazars de l'Hindoustan, qui est un extrait préparé avec le bois ou les racines de plusieurs espèces de *Berberis* croissant dans le nord de l'Inde, entre autres du *Berberis Lycium* Royle.

Le *Pharmaceutical Journal* du 1er octobre 1904 (p. 473) a publié sur cette drogue un excellent article de David Hooper (*Rusot : an ancient easter medicine*).

Le *lycium* était un astringent, employé « pour la medecine des yeux », et pour bien d'autres maladies. (V. Dioscoride traduit par Martin Mathée. Lyon, 1553, p. 59.)

(2) Baudot. *Études historiques sur la pharmacie en Bourgogne*. Dijon, 1905, p. 105.

(3) Boutineau (F.-Em.). *Vases de pharmacie* (XVIIe *siècle*). Tours, 1905.

douzaines et cinq vaisseaux de poterie de faïance servans à l'art d'appoticaire, tant boucarts, pots, chevrettes, que aultres, aiant chacun pot ung feuillage et l'escripteau escript au dedans d'icelluy, le tout bien et deuement faict, et de bonne marchandise et loyalle, conformément aux memoires escriptz et signez de la main dudit sieur Gouin et dudit Orgery. » Cette pièce se termine par la liste des vases commandés et la nomenclature des préparations pharmaceutiques, dont le nom devra être « escript au dedans du feuillage » qui les décorera tous, sauf quelques « pots à pilules à la vieille mode ». On y compte : « deux douzaines et demie de chevrettes pour les syrops et pour les huiles »; « vingt-six pots à canon pour les électuaires et pour les onguents »; six « pots à conserve, et trois aultres » pour la thériaque, les confections d'alkermès et d'hyacinthe; une douzaine de « pots à pilules »; deux douzaines de « bocarts pour les eaux distillées »; enfin une douzaine de « pots à pilules sans escritteaux, avec une patte ». Par suite de ce marché, Ollivier Gouin introduisait donc, dans son officine, cent un pots de faïence avec inscriptions et douze sans inscriptions.

Les apothicaires ont toujours tenu de ces vases de faïence « sans escritteaux », dont les uns avaient dans leur décoration un cartouche réservé pour l'inscription, et les autres en étaient dépourvus. Habituellement ils y apposaient une étiquette; quelquefois ils y peignaient ou ils y faisaient peindre en lettres noires le nom du produit contenu. Quand un médicament nouveau y succédait à une drogue démodée, l'inscription de celle-ci était effacée et remplacée par celle du nouveau remède; il en résultait un anachronisme, dont l'origine est dévoilée par la nature délébile de l'inscription.

Le latin fut, jusqu'au XIXe siècle, en usage chez les médecins et chez les pharmaciens : la première *Pharmacopée Française,* publiée en 1818, est encore rédigée dans cet idiome; mais la seconde, datée de 1837, parut en français. Aussi ne faut-il pas s'étonner si les pots de pharmacie à inscriptions latines sont de beaucoup les plus nombreux. Les apothicaires instruits, ou désireux de passer pour tels, n'en avaient pas d'autres; les apothicaires ignorants, les chirurgiens[1], les châtelaines charitables, les sœurs pharmaciennes des hôpitaux, etc., préféraient les vases à inscriptions françaises.

Les inscriptions occupent, sur les chevrettes, quelquefois le pied, plutôt la panse, soit du côté du goulot, soit du côté de l'anse; sur les autres vases, elles sont placées de même, parfois sur la base, habituellement sur la panse. Disposées tantôt sur une ligne, dans un cartouche ou dans une banderole, tantôt sur plusieurs lignes, elles se composent ou de lettres gothiques, ou de capitales, ou de romaines, avec des abréviations, des signes alchimiques, des lettres contractées, superposées ou incluses l'une dans l'autre, etc.

Comme toutes les inscriptions, celles des pots de pharmacie contiennent assez souvent des erreurs, qui sont imputables soit à l'apothicaire qui en a rédigé la liste, soit au décorateur qui les a peintes. Celui-ci, ignorant les termes de pharmacie, tantôt a reproduit scrupuleusement les fautes du manuscrit qu'il avait sous les yeux, tantôt a mal lu des mots mal écrits. Le plus souvent il a commis des erreurs par inadvertance, omet-

(1) Les chirurgiens établis dans les villes avaient le droit de préparer et de vendre les médicaments pour l'usage externe, les maladies vénériennes, etc.; ceux des campagnes y exerçaient toute la pharmacie, comme le font de nos jours les médecins établis dans les villages où il n'y a pas de pharmacien.

tant la première abréviation de l'inscription, ajoutant ou retranchant une lettre dans un mot, remplaçant une lettre par une autre, transposant deux lettres voisines, quelquefois transformant l'inscription en un véritable cryptogramme indéchiffrable. Voici quelques exemples de ces erreurs :

Lareine Despre, pour *E. de la reine des prés*, Eau de la reine des prés (Bouteille de la Pharmacie Centrale des Hôpitaux de Paris, figurée dans le journal *La Pharmacie*, 1906, p. 377) ;

Extraict de L'enterium, pour *Extraict d'Elaterium* (Vase de l'hôpital de Château-Thierry);

Eau D'aiphraise, pour *Eau d'Eufraise* (Vase de l'hôpital de Château-Thierry);

Pom. de Goudrel, pour *Pom. de Gondret*, Pommade de Gondret (Pharmacie Centrale des Hôpitaux de Paris);

Elle. Diatart., pour *Ele. Diacart.*, *Electuarium Diacarthami* (Vase autrichien);

C. Perim. ver., pour *C. Prim. ver.*, *Conserva Primulæ veris* (Hôpital St-Nicolas de Metz);

Onguent de pomepholix, pour *Onguent de pompholyx* (Hôpital de Château-Thierry);

O. Vilarum, pour *O. Violarum*, *Oleum violarum* (chevrette de M. Fialon);

Beaume d'Arcûs, pour *Baume d'Arcéus* (Pharmacie Centrale des Hôpitaux de Paris);

Conf. Violarum, pour *Cons. Violarum*, *Conserva Violarum* (Vase du Musée céramique de Sèvres);

Ext. de signe, pour *Ext. de ciguë* (Pharmacie Centrale des Hôpitaux de Paris);

Ext. Crot. Salicis, pour *Ext. Cort. Salicis*, *Extractum Corticis Salicis* (Vase de M. Amable Martin);

Bend. Laxatif, pour *Bénédicte laxative* (Pharmacie Centrale des Hôpitaux de Paris);

P. Adsbria gent., pour *P. Adstringent.*, *Pilulæ adstringentes* (Musée céramique de Sèvres).

L'interprétation des inscriptions de pots de pharmacie présente de nombreuses difficultés. Elle exige la connaissance : 1° des innombrables médicaments inscrits dans toutes les pharmacopées en usage depuis les

Grecs et les Romains jusqu'au xxe siècle et dans les vieux traités d'alchimie et de chimie; 2° des nombreux remèdes secrets débités par les apothicaires, les chirurgiens, les maréchaux, etc.; 3° des noms latins, français, italiens, etc., de toutes les drogues simples; 4° des signes alchimiques; 5° des abréviations, etc. Mais ce sont surtout les abréviations qui augmentent les difficultés de la lecture des inscriptions; car la même lettre, E. par exemple, qui sur une bouteille signifie *Eau*, peut avoir sur un pot à canon le sens d'*Électuaire*, d'*Élixir*, d'*Emplâtre* ou d'*Extrait;* la lettre V., sur un pot de faïence, est toujours mise pour *Unguentum*, et non pour *Vinum*, comme le disent quelques archéologues, etc.

Certains vases sont décorés non-seulement d'inscriptions, mais encore d'armoiries de familles nobles ou d'ordres religieux[1] : Augustins, Carmes, Capucins[2], Jacobins, Jésuites[3], Feuillants[4], Minimes, etc., de chiffres et d'attributs, qui en indiquent la provenance.

---

(1) Il y avait autrefois, dans la plupart des couvents d'hommes et de femmes, une pharmacie, très bien outillée, qui était tenue par un religieux ou une religieuse vendant au public. Les maîtres apothicaires de Paris ont toujours lutté contre ces concurrents, généralement protégés par de hauts personnages. Pour s'en convaincre, il suffit de voir le chapitre de l'inventaire des archives desdits apothicaires, intitulé : « Affaires contre les Moines et Charlatans ou Empiriques ». (*Inventaire des archives de la Compagnie des marchands apothicaires de Paris*, dressé en 1786, publié par Paul Dorveaux. Paris, 1893, p. 86.)

(2) Un pot à canon, provenant d'une apothicairerie de Capucins, est figuré sur la Planche XIII. D'après X. Barbier de Montault (*Traité d'iconographie chrétienne*, t. I, p. 339, art. « Franciscains », Paris, 1890), les armoiries de ces religieux sont : « de gueules (*alias* d'azur ou d'argent), à une croix haute d'or (*alias* de gueules ou de sable), embrassée à dextre d'un bras vêtu de la grande manche de la couleur de l'ordre par-dessous, qui est le bras de saint François; à senestre, d'un bras nu au naturel, qui est de Jésus-Christ; les deux bras passés en sautoir, de carnation, et stigmatisés de gueules. »

(3) Un pot de pharmacie aux armes des Jésuites est représenté dans la Planche XIV, figure 3.

(4) L'apothicairerie du couvent des Feuillants de la rue Saint-Honoré à Paris, a été décrite par Henry Sauval dans son livre intitulé : *Histoire et recherches des antiquités de la ville de Paris*, t. I, p. 485. Paris, 1733.

Collections de Pots de pharmacie. — On trouve des collections de pots de pharmacie dans certains musées, dans les anciens hôpitaux, dans les vieilles pharmacies et chez quelques amateurs d'antiquités.

A Paris, les Musées du Louvre et de Cluny possèdent des vases pharmaceutiques italiens, qui sont de toute beauté, et la Pharmacie centrale des hôpitaux de la ville contient, dans deux grandes salles, tous les pots de faïence des anciens hôpitaux de Paris[1], parmi lesquels on distingue ceux de l'Hôpital Necker, aux armes de Necker et de sa femme[2] (V. Planches III et IV) et ceux de l'Hôpital Beaujon[3] (V. Planche VII et Planche VIII, fig. 2).

---

(1) Les anciens vases de pharmacie des hôpitaux et hospices de Paris ont été décrits dans la *Gazette des Beaux-Arts* (N° du 1er août 1888, p. 127-136) par Edouard Garnier, qui a illustré son article de cinq figures, parmi lesquelles on remarque deux grands vases à thériaque. Quelques-uns de ces pots ont été exposés, en 1900, dans le Musée centennal de la classe 87; ils sont représentés dans le volume qui a été consacré à cette exposition rétrospective, sous le titre suivant : *Musée centennal de la classe 87 : Arts chimiques et Pharmacie (Matériel, procédés et produits) à l'Exposition universelle internationale de 1900, à Paris. Les Chimistes français du* XIXe *siècle.* D'autres ont été reproduits, d'après les photographies de M. H. Blancard, dans le journal *La Pharmacie* (avril et décembre 1901, mars 1902, août 1904) et dans le volume publié à l'occasion du cinquantenaire de la Pharmacie centrale de France (*La Pharmacie centrale de France,* par Charles Sellier. Paris, 1903, planche intercalée entre les pages 108 et 109).

(2) Deux des anciens vases de l'hôpital Necker ont été figurés : le premier, un superbe pot à « thériaque », dans la *Gazette des Beaux-Arts* (N° du 1er août 1888, p. 133); le second, un pot à « lénitif fin », dans le journal *La Pharmacie* (août 1904, p. 353). Ils sont décorés des armes de Jacques Necker, contrôleur général des finances sous Louis XVI, et de sa femme, née Curchod. Les armes de Necker sont, d'après Rietstap : de gueules à un cygne d'argent, nageant dans une mer du même; au chef du second, chargé d'une grappe de raisins de pourpre, pamprée de sinople, posée en fasce, la tige à senestre. Celles de sa femme sont : d'or à un autel de sable en forme de tour sommée d'un feu au naturel et posée sur une terrasse de sinople.

(3) Dans sa thèse pour le doctorat en médecine, intitulée : *L'Hôpital Beaujon* (Paris, 1884, p. 3), Charles Fournel dit que l'on remarque dans la pharmacie de cet établissement, « une collection de vases italiens, mentionnés dans un inventaire des objets donnés à l'hospice par son fondateur. Ces vases, ajoute-t-il, au nombre de 150, ont la forme d'urnes et sont de faïence blanche ornée d'un écusson; leur valeur actuelle est considérable aux yeux des collectionneurs. »

Trois de ces vases figurent sur la planche consacrée aux pots de pharmacie

Le musée céramique de la Manufacture nationale de Sèvres est également très riche en vases de pharmacie, qui sont décrits dans le *Catalogue* de cet établissement publié par Edouard Garnier (Paris, 1897).

En province, le Musée Lorrain de Nancy a recueilli les pots de faïence des anciens hôpitaux de cette ville et leur a donné « une place d'honneur dans la Galerie des Cerfs ». On y remarque une collection de magnifiques vases de Niederviller, aux armes du roi Stanislas : ils ont été décrits par Lucien Wiener et représentés dans la *Lorraine artiste*[1].

A l'étranger, de nombreux musées possèdent des collections de pots de pharmacie. Qu'il me suffise de citer : le *Germanisches Museum* de Nuremberg[2], le *Vaterlændisches Museum* de Brunswick[3], le *Musée Alsacien* de Strasbourg, le *Stedelijk Museum* d'Amsterdam, le *Musée du Cinquantenaire* de Bruxelles, le *Landesmuseum* de Zurich, le *Musée national de Bohême* à Prague, etc., qui présentent une exposition spéciale de tous les objets en usage chez les apothicaires, dans une salle aménagée en officine de l'ancien temps.

Dans la plupart des villes, les hôpitaux ont conservé leurs vieux pots, à titre de curiosités. A l'Hôpital civil de Versailles il en existe une collection remar-

---

dans le *Musée centennal de la classe 87;* un autre a été représenté dans le volume du cinquantenaire de la Pharmacie centrale de France.

(1) Les anciens pots de Nancy ont été décrits par Lucien Wiener dans un article du *Journal de la Société d'archéologie Lorraine* (août 1881), intitulé : « Les vases de la pharmacie de Saint-Charles au Musée Lorrain ». Ils ont été figurés dans la dixième année de la *Lorraine artiste.* Les inscriptions qu'ils portent ont été peintes après coup dans des cartouches disposés *ad hoc.*

(2) Il existe des cartes postales, illustrées de vues du *Germanisches Museum.* L'une d'elles, représentant la boutique d'un apothicaire, est intitulée : *Nürnberg, Apotheke im Germanischen Museum.*

(3) L'apothicairerie du *Vaterlændisches Museum* de Brunswick est décrite et figurée dans le numéro du 23 février 1907 de la *Pharmazeutische Zeitung* (p. 151).

quable, qui a été signalée par Edouard Garnier[1] et par Frédéric Henriet[2].

A Saint-Germain-en-Laye, l'hôpital contient deux pharmacies : l'ancienne, qui est restée telle qu'elle fut organisée lors de sa fondation sous le règne de Louis XIV, et la nouvelle, créée au XIXe siècle.

A Château-Thierry, tous les anciens vases de la pharmacie de l'Hôtel-Dieu ont des inscriptions françaises. Ils ont été décrits par Frédéric Henriet dans une intéressante brochure (*Le Trésor de l'Hôtel-Dieu de Château-Thierry*. Château-Thierry, 1896), dont le premier chapitre est consacré aux « Vases de pharmacie » en général. Cet auteur y mentionne : les pots de l'Hôpital Saint-Yves et de l'Hôpital Général de Rennes; ceux de l'Hospice de Chambéry, « en faïence de Moustiers » ; ceux de l'ancienne Abbaye de Clairvaux, maintenant à Troyes; ceux de l'Hôpital d'Issoudun, de l'Hospice de Montauban et de l'Hôpital St-Jean de Bruges.

A cette liste on peut ajouter les vases : de l'Hospice de Bayeux, des hôpitaux de Moulins[3], de l'Hôpital civil et de l'Hospice Saint-Yves de Vannes[4], de l'Hôtel-Dieu de Reims, des hôpitaux et du bureau de bienfaisance d'Angers, de l'Hôpital St-Jacques de Besançon, de l'Hôpital militaire de La Rochelle, des hôpitaux Saint-Nicolas et Bonsecours de Metz, etc., etc.

Dans ces dernières années, il a été soutenu, tant

---

(1) GARNIER (Edouard). Les anciens vases de pharmacie des hôpitaux et hospices de Paris (*Gazette des Beaux-Arts*, N° du 1er août 1888, p. 128).

(2) HENRIET (Frédéric). La pharmacie de l'Hôpital de Versailles. (*Le Journal des Arts*, du samedi 22 août 1896).

(3) QUIRIELLE (R. de). Les pots de pharmacie des deux hôpitaux de Moulins. (*Revue Bourbonnaise*, t. I, p. 112-117, 1884.)

(4) CLOSMADEUC (G. de). *La Pharmacie à Vannes avant la Révolution*, p. 10.

à Paris qu'en province, d'excellentes thèses sur l'histoire de la pharmacie, où l'on trouve de curieux détails sur les apothicaireries des anciens hôpitaux, et de belles planches de pots de pharmacie : celle d'Émile Cheylud[1], qui mentionne et figure les vases de l'Hôpital des Enfants de Bordeaux; celle d'Edmond Leclair[2], de Lille, qui, à la fin de son chapitre de « l'Officine », donne un historique de la fabrication de la faïence à Lille, accompagné d'une planche représentant trois pots pharmaceutiques lillois; celle enfin d'A. Baudot, de Dijon. Cette dernière est une véritable mine de précieux renseignements sur les anciens hôpitaux des villes de Bourgogne : elle contient deux figures de vases pharmaceutiques (pages 271 et 457) et cinq planches (pl. X à XIV inclus), offrant de jolies vues des pharmacies des hôpitaux de Dijon, Tournus, Louhans, Saint-Jean-de-Losne et Mâcon.

Il existe encore un grand nombre d'anciennes boutiques, munies de leur poterie de faïence; mais à côté de ces officines qui ont conservé précieusement leur antique matériel, on en trouve d'autres, plus récentes, qui ont été ornées d'un riche mobilier archaïque par leur propriétaire actuel. M. Heudier est de ceux-ci : il a installé au numéro 104 du Boulevard de Courcelles, à Paris, une pharmacie meublée avec goût, où l'on trouve une quantité de vases, de mortiers, d'instruments et de raretés pharmaceutiques. M. Lépinois, pharmacien, rue de la Feuillade, 7, à Paris, est un collectionneur éclairé,

---

(1) Cheylud (Émile). *Histoire de la corporation des Apothicaires de Bordeaux, de l'enseignement et de l'exercice de la pharmacie dans cette ville* (1355-1802), *d'après des documents inédits*. Bordeaux, 1897.

(2) Leclair (Edmond). *Histoire de la pharmacie à Lille, de 1301 à l'an XI* (1803). *Étude historique et critique*, Lille, 1900.

qui possède toutes sortes de curiosités, entre autres une série de jolis pots de pharmacie italiens. L'officine de M. Desprez, rue Saint-Honoré, 115, à Paris, contenait, jusqu'à ces dernières années, de nombreux récipients de faïence contemporains de Louis-Claude Cadet de Gassicourt[1].

Les collections de MM. Heudier, Lépinois et Desprez ont figuré à l'Exposition universelle de 1900, dans le Musée rétrospectif des classes 53-54; elles sont mentionnées et représentées dans le *Rapport du Comité d'installation* de ce Musée et dans le journal *La Pharmacie* (1900, p. 320).

M. Fialon, ci-devant pharmacien à Rueil, a décoré son appartement de la rue Dante, à Paris, de précieux récipients de faïence, parmi lesquels on remarque quatre vases de Niederviller, analogues à ceux du Musée Lorrain de Nancy[2].

En province et à l'étranger, le nombre des pharmacies ornées de leurs vieux pots est encore considérable; qu'il me suffise de citer celles de MM. Guevel à Houdan (Seine-et-Oise), Delamare à Rouen[3], Barthelemy à Valenciennes, Jacques à Besançon, Robert à Saint-Amour (Jura), Leconte à Joigny (Yonne), Pavèse à Chambéry, Lacaze à Samatan (Gers), Tujague à Lombez (Gers),

---

(1) Louis-Claude Cadet de Gassicourt a occupé la pharmacie Desprez depuis 1763 jusqu'à sa mort, survenue en 1799. En 1769, il s'associa son parent et ami, Félix Derosne, et, à partir de cette date, « la maison porta la célèbre raison sociale de Cadet-Derosne ». (Toraude. *Étude scientifique, critique et anecdotique sur les Cadet*. Paris, 1902, p. 52)

(2) Les vases nancéiens de M. Fialon ont été figurés : dans *la Chronique médicale* (N° du 1er mars 1900, p. 143), dans le journal parisien *La Vie Illustrée* (N° du 30 octobre 1903, p. 61), dans *The Pharmaceutical Era* (N° du 23 juin 1898, p. 945), etc.

(3) La pharmacie Delamare (de Rouen) a été décrite dans le journal anglais *The Chemist and Druggist* (1898, 2e semestre, p. 170) par M. White, qui a joint à son article de bonnes figures de pots de cette officine.

Cadéot à Saint-Puy (Gers), Guillaume à Issoudun (Indre), etc.; celles de M. Comein à Anvers[1], etc., etc.

Une mention toute spéciale doit être faite de la grande et précieuse collection de M. Burkhard Reber[2] de Genève, laquelle comprend à la fois des pots, des mortiers, des instruments, des livres, des gravures, des manuscrits, des jetons, etc., et constitue un véritable musée pharmaceutique, bien connu du monde entier depuis l'exposition publique qui en fut faite à Genève pendant l'hiver de 1893-1894[3]. Les journaux politiques, les revues, les périodiques de pharmacie, de médecine, de curiosités, etc., lui ont consacré de nombreux articles, accompagnés de jolies figures représentant les plus belles pièces de sa collection[4].

De temps à autre, les journaux de médecine et de pharmacie étrangers[5] publient des mémoires illustrés

---

(1) Les pots de pharmacie de M. Comein sont représentés dans *The Chemist and Druggist* (1900, 1er semestre, p. 164).

(2) M. Reber a publié : *Considérations sur ma collection d'antiquités, au point de vue de l'histoire de la médecine, de la pharmacie et des sciences naturelles* (Genève, 1905, in-8° de 100 pages, avec figures dans le texte), et *Musée Médico-Pharmaceutique historique de M. B. Reber, à Genève* (Genève, 1906, 5 planches in-plano).

(3) Des comptes-rendus de cette exposition ont paru dans les journaux suivants : *Gazette de Lausanne*; *La Nature* (N° du 3 février 1894, p. 150); le *Bulletin commercial*, dont le supplément a contenu, en 1894, cinq articles de E. Gérardin, pharmacien à Sézanne, intitulés : « L'Exposition historique de médecine et de pharmacie de M. Reber, de Genève »; *Apotheker-Zeitung* (1894, N°s 31-35), où le professeur F. A. Flückiger a publié : *Die historische pharmaceutisch-medicinische Sammlung des Apothekers Burkhard Reber in Genf*; *Schweizerische Wochenschrift für Chemie und Pharmacie* (1893, p. 519; 1894, p. 36); *Pharmaceutische Post* (1894, p. 13); etc.

(4) Des articles illustrés sur la collection Reber ont paru dans les journaux suivants : *Pharmaceutische Post* (1897, N°s 2 et 9, et 1907, N° 1); *Journal des Collectionneurs* (Genève, années 1905 à 1907); *Therapeutische Monatshefte* (septembre 1906); *Pharmaceutical Review* (juin, juillet, août 1907), etc.

(5) Aux journaux cités dans les notes précédentes, il faut ajouter : *Parmaceutische Post* (1892, p. 1308); *Pharmaceutical Era* (1898, 1er semestre, p. 625 et 945; 1901, 2e semestre, p. 7); *The Chemist and Druggist* (1898, 2e semestre, p. 201; 1900, 1er semestre, p. 164; 1901, 2e semestre, p. 537; 1902, 2e semestre, p. 573; 1904, 2e se-

sur les pots de pharmacie. En France, on n'en trouve guère que dans le journal *La Pharmacie,* dirigé par M. A.-Félix Gouillon[1].

Dictionnaire d'inscriptions. — Le dictionnaire qui suit, contient, outre les inscriptions de pots de pharmacie que j'ai récoltées moi-même un peu de tous les côtés, celles qui m'ont été communiquées par d'aimables correspondants. Elles ont été prises généralement sur des pots de faïence; quelques-unes cependant proviennent de vases d'argile, de grès ou de porcelaine. J'ai laissé de côté celles qui sont composées de signes alchimiques, en tout ou en partie. Aussi ce dictionnaire est-il très incomplet. Pour être complet, un travail de ce genre devrait comprendre non-seulement les dénominations latines, françaises, italiennes, etc., de tous les médicaments simples, composés, chimiques, etc., mais encore tous les genres d'abréviations possibles de ces termes. Je souhaite que de plus jeunes et de plus vaillants que moi entreprennent ce *Corpus inscriptionum pharmaceuticarum !*

---

mestre, p. 166); *Pharmaceutical Journal* (1906, 1er semestre, p. 207; 1907, 1er semestre, p. 224); *British Medical Journal* (N° du 11 juin 1904); etc.

(1) *L'Union pharmaceutique* a publié, en 1892 (p. 69 et 244), un article de E. Gérardin, intitulé : « Peintures de vases de pharmacie attribuées à Raphaël », auquel E. Pavèse a répondu par une « Note à propos de vases de pharmacie ».

DICTIONNAIRE

D'INSCRIPTIONS DE POTS DE PHARMACIE

A

A., abréviation des mots latin *aqua* et italiens *aqua* et *acqua*, eau, que l'on rencontre sur la panse de vases de faïence ayant la forme de bouteilles plus ou moins grandes. Les eaux contenues dans ces bouteilles étaient des eaux distillées de drogues simples.

A. ACETOSÆ, *aqua acetosæ*, eau d'oseille.

A. AGRIMONI.; A. AGRIMONIÆ, *aqua agrimoniæ*, eau d'aigremoine.

A. ARTHEMI.; A. ARTHEMIS., *aqua artemisiæ*, eau d'armoise.

A. BETONICE, *aqua betonicæ*, eau de bétoine.

A. BORRAG.; A. BORRAGINI., *aqua borraginis*, eau de bourrache.

A. BORRAGINIS ET BU., *aqua borraginis et buglossi*, eau de bourrache et de buglosse.

A. BUGLOSSI, *aqua buglossi*, eau de buglosse.

A. BVGLOSSA (italien), eau de buglosse.

A. CALENDUL.; A. CALENDULÆ, *aqua calendulæ*, eau de souci.

A. CAPILLOR. V.; A. CAPILLORUM V.; *aqua capillorum Veneris*, eau de capillaire de Montpellier.

A. CARD. BENEDICT.; A. CARDU. BEN., *aqua cardui benedicti*, eau de chardon-bénit.

A. CERASO. NIG., *aqua cerasorum nigrorum*, eau de cerises noires.

A. CEREFOL., *aqua cerefolii*, eau de cerfeuil.

A. CHAMOMIL. R.; A. CHAMŒM. R., *aqua chamomillæ romanæ*, *aqua chamæmeli romani*, eau de camomille romaine.

A. CHEIRI, *aqua cheiri*, eau de giroflée.

A. CHICORIJ, *aqua cichorii*, eau de chicorée sauvage.

A. CILIDONIA (italien), eau de chélidoine.

A. DE FUMOTÈRE (ital.), eau de fumeterre.

A. DI CICOREA (ital.), eau de chicorée sauvage.

A. DI CORNICHI (italien), eau distillée de cornichons (petites cornes de cerf), eau de tête de cerf.

A. ENDIUIE, *aqua endiviæ*, eau d'endive.

A. EUPHRAS., *aqua euphrasiæ*, eau d'euphraise.

A. FENICOLLI (italien), eau de fenouil.

A. FENICULI, *aqua fœniculi*, eau de fenouil.

A. FLOR. SAMBUC., *aqua florum sambuci*, eau de sureau.

A. FŒNICUL.; A. FŒNICULI, *aqua fœniculi*, eau de fenouil.

A. FVMOTERRA (italien), eau de fumeterre.

A. JUNIPER., *aqua juniperi*, eau de genièvre.

A. LACTUC.; A. LACTUCÆ, *aqua lactucæ*, eau de laitue.

A. MELISSE; A. MELISSÆ, *aqua melissæ*, eau distillée de mélisse.

A. MENTA (ital.), eau de menthe.

A. MENTH.; A. MENTHÆ, eau de menthe.

A. MORS. DIABOLI, *aqua morsus diaboli*, eau de succise ou mors du diable.

A. NIMPHEÆ, *aqua nymphææ*, eau de nénufar blanc.

A. NYNPHŒE, *aqua nymphææ*, eau de nénufar blanc.

A. PAP. RHEAD., *aqua papaveris rhœadis*, eau de coquelicot.

A. PAPEVER. RH., *aqua papaveris rhœadis*, eau de coquelicot.

A. PARIETAR.; A. PARIETARIÆ, *aqua parietariæ*, eau de pariétaire.

A. PLANTAG.; A. PLANTAGI.; A. PLANTAGIN.; A. PLANTAGINIS; A. PLANTAGINS (*sic*), *aqua plantaginis*, eau de plantain.

A. PORTULAS. (*sic*), *aqua portulacæ*, eau de pourpier.

A. 4^{or} CORDIALES, *aquæ quatuor cordiales*, les quatre eaux cordiales. Pour Moyse Charas (*Pharmacopée royale*, Paris, 1676, p. 102), « les quatre eaux cordiales sont celles de bourrache, de buglosse, d'endive et de chicorée ». Pour Nicolas Lemery (*Pharmacopée universelle*, Paris, 1697, p. 7), « les quatre eaux cordiales sont celles d'endive, de chicorée, de buglosse et de scabieuse ».

A. ROSARU.; A. ROSARVM, *aqua rosarum*, eau de roses.

A. RUTÆ; A. RUTHŒ, *aqua rutæ*, eau de rue.

A. SALUIÆ, *aqua salviæ*, eau de sauge.

A. SALVI.; A. SALVIÆ, *aqua salviæ*, eau de sauge.

A. SAMBUCI, *aqua sambuci*, eau de sureau.

A. SCABIOS.; A. SCABIOSÆ, *aqua scabiosæ*, eau de scabieuse.

A. SCOLOPETR. (italien), eau de scolopendre.

A. SCORSON.; A. SCORSONERE, *aqua scorzoneræ*, eau de scorsonère.

A. SOLATRI, *aqua solatri*, eau de morelle.

A. TILLIÆ, *aqua tiliæ*, eau de tilleul.

A. TUSILAG., *aqua tussilaginis*, eau de pas-d'âne.

A. ULMARIÆ, *aqua ulmariæ*, eau de reine-des-prés.

A. VNGVLACA (italien), eau de pas-d'âne (*ungula caballina*).

A. YVA. AR.; A. YVA. ART. (italien), eau d'ivette (*iva arthritica*).

ACQ^{a} D. FEGATEILA (italien), eau d'hépatique.

ACQ. DI FINOCHIO (italien), eau de fenouil.

ACQ^{a} DI SEL BASTREILA (italien), eau de pimprenelle des prés. Antoine Oudin (*Recherches italiennes et françoises*, Paris, 1655, p. 766) a identifié la plante appelée en italien *selbastrella* ou *selvastrella* avec le satyrion.

ADEPS HOMINIS, graisse d'homme.

ADEPS MELIS, graisse de blaireau.

ADEPS SUILLÆ, *adeps suillus*, graisse de porc, axonge.

ÆGYPTIAC, onguent égyptiac.

ÆRUGO, verdet, vert-de-gris, acétate de cuivre.

AGAR., agaric blanc.

AGAR. TROCISCHATI, *agarici trochiscati*, trochisques d'agaric.

AGARIC, agaric blanc.

ALBERUM RASSIS, faute pour *album Rasis*, onguent blanc de Razès, vulgairement appelé *blanc-raisin*.

ALUM. RUP., *alumen rupeum*, alun de roche.

ALUMEN PURIFICAT., *alumen purificatum*, alun calciné.

ALUMEN RUP., *alumen rupeum*, alun de roche.

ALUN D. ROCH., alun de roche.

AMBRA CIN., *ambra cinerea*, ambre gris.

AMBREA (*sic*) GRISEA, ambre gris.

AMIG. AMAR., *amygdalæ amaræ*, amandes amères.

ANGELIC., *angelica*, angélique.

ANIS VERT, semences d'anis.

ANTHIDOTU. EMAG. *antidotum hæmagogum* de l'*Antidotarium Nicolai*.

ANTIM. DIAPHOR. ABL., *antimonium diaphoreticum ablutum*, antimoine diaphorétique lavé.

APIS MELLIFICA, abeille domestique. Grillée et réduite en poudre, elle était employée à l'extérieur et à l'intérieur.

AQ. ARTEMIS., *aqua artemisiæ*, eau d'armoise.

AQ. CENTINOD., *aqua centinodiæ*, eau de renouée.

AQ^{a}. D. BORAGINE (italien), eau de bourrache.

AQ^{a}. D. ENDIVIA (italien), eau d'endive.

AQ D. FARFARA (italien), eau de pas-d'âne.

AQ. D. RAMACCIA (italien), *aq. d. ramolaccia*, eau de raifort.

AQ. DE FUMOTÊRE (italien), eau de fumeterre.

AQ. DE ISAPO (italien), eau d'hysope.

AQ. DE SALVIA, eau de sauge.

AQ. DI ACETOSA (italien), eau d'oseille.

AQ. DI BUGLOSSA (italien), eau de buglosse.

AQ. FENICVLI, *aqua fœniculi*, eau de fenouil.

AQA HEDER. TERREST., *aqua hederæ terrestris*, eau de lierre terrestre.

AQ. PLANTAG., *aqua plantaginis*, eau de plantain.

AQ. PLANTAGINIS, eau de plantain.

AQ. RORIS. MARIN., *aqua roris marini*, eau de romarin.

AQ. ROS. PERSIC., *aqua rosarum persicarum*, eau de roses de Perse.

AQ. ROSAR., *aqua rosarum*, eau de roses.

AQ. ROSAR. RVB., *aqua rosarum rubrarum*, eau de roses rouges.

AQU. CICORII, *aqua cichorii*, eau de chicorée sauvage.

AQU. FLOR. SAMB., *aqua florum sambuci*, eau de sureau.

AQU. MALUAR., *aqua malvarum*, eau de mauves.

AQUA CARDUI BENEDICTI, eau de chardon bénit.

AQUA D. BUGLOSA (italien), eau de buglosse.

AQUA FIRMETERRA (italien), eau de fumeterre.

AQV. RVTH. CAPRAR., *aqua rutæ caprariæ*, eau de galéga ou rue de chèvre.

AQV. SCORSONER., *aqua scorzoneræ*, eau de scorsonère.

AUREA ALEXANDRINA, électuaire dont la formule se trouve dans l'*Antidotarium Nicolai*.

AVRIPIGMENT., *auripigmentum*, orpiment, sulfure jaune d'arsenic natif.

AX. ARDEÆ, *axungia ardeæ*, graisse de héron.

AX. CAPONIS, *axungia caponis*, graisse de chapon.

AX. CAT. SYLV., *axungia cati sylvestris*, graisse de chat sauvage.

AX. LEPORIS, *axungia leporis*, graisse de lièvre.

AX. URS., *axungia ursi*, graisse d'ours.

AXONG : PURIFIÉE, axonge purifiée.

AXUN. GALLIN., *axungia gallinæ*, graisse de poule.

AXUNG. AVUM (*sic*), *axungia avium*, graisse d'oiseaux.

AXUNG. HUMAN., *axungia humana*, graisse d'homme.

AXUNG. QUADRUPED., *axungia quadrupedum*, graisse de quadrupèdes.

AXUNG. URSINA, *axungia ursina*, graisse d'ours.

B

B., abréviation des mots latin *Balsamum* et français *Baume*.

B. CANA., *balsamum Canadense*, baume du Canada.

B. LUCA., *balsamum Lucatelli*, baume de Locatelli, dit par les apothicaires baume de Lucatel. Lodovico Locatelli est un médecin italien du XVIIe siècle, qui publia en latin et en italien un livre de secrets de chimie.

B. PERU., *balsamum Peruvianum*, baume du Pérou.

B. RUBR., *balsamum rubrum*, baume rouge.

B. THERE., *balsamum sulphuris simplex seu terebinthinatum* de Nicolas Lemery.

B. VIRIDE, *balsamum viride*, baume vert.

BACAR. (*sic*) JUNIPER. (espagnol), *baccæ juniperi*, baies de genièvre.

BACC. LAU., *baccæ lauri*, baies de laurier.

BACCÆ JUNIP., *baccæ juniperi*, baies de genièvre.

BAL. TRANQ., *balsamum tranquillans seu tranquillum*, baume tranquille, inventé par le capucin Aignan, en religion père Tranquille.

BAL. TRANQÆLLANS (*sic*), baume tranquille.

BALS. ANTIPARAL. C., *balsamum antiparalyticum*, baume contre la paralysie.

BALS. ARCÆI, *balsamum Arcæi*, baume d'Arcæus.

BALS. CAMERONI, baume de Cameron.

BALS. JUNIPERI, *balsamum juniperi*, baume de genièvre.

BALS. LUCATELLI, *balsamum Lucatelli*, baume de Locatelli.

BALS. NERVALE, *balsamum nervale*, baume nerval ou nervin.

BALS. NERVIN., *balsamum nervinum*, baume nervin ou nerval.

BALS. OPODEL., *balsamum opodeldoch*, baume opodeldoch.

BALS. SA. MEDICIN., *balsamum saponis medicinalis*, baume de savon médicinal.

BALSAM. ANTISCORB., *balsamum antiscorbuticum*, baume antiscorbutique.

BALSAM. ARCŒI, *balsamum Arcæi*, baume d'Arcæus.

BALSAM. ITALIC., *balsamum italicum*, baume d'Italie. Nicolas Lemery en fait un baume différent de celui de Locatelli, contrairement à la plupart des pharmacopées.

BALSAM. NERVAL.; BALSAM. NERVALE, *balsamum nervale*, baume nerval ou nervin.

BALSAM. PERUVIANI SEU INDICI (*sic*), baume du Pérou.

BALSAM. SULFURIS, baume de soufre.

BALSAM. TOSCANI, *balsamum Toscani*.

BALSAM. TRANQ., baume tranquille.

BALSAM. VIRID. METENSI., *balsamum viride Metensium*, baume vert de Metz. (V. l'*Inventaire de la pharmacie de l'Hôpital Saint-Nicolas de Metz*, par P. Dorveaux. Paris et Nancy, 1894, p. 20.)

BALSAMUM, baume de la Mecque.

BALSAMUM ARCŒI, baume d'Arcæus.

BALSAMUM NERVINUM, baume nervin ou nerval.

BALZAM. LUCATELLI, baume de Locatelli.

BAUM. DE GENEV., baume de Geneviève.

BAUM : DE LUCATEL, baume de Locatelli.

BAUM : NERVAL, baume nerval ou nervin.

BAUME DARCENS (*sic*), baume d'Arcæus.

BAUME D'ARCEUS, baume d'Arcæus.

BAUME D'ARCŒUS, baume d'Arcæus.

BAUME DE Ste-GENEVIÈVE, baume de Geneviève.

BAUME LUCATEL, baume de Locatelli.

BAUME NERVAL, baume nerval ou nervin.

BEA. DARCENS (*sic*), baume d'Arcæus.

BEAU. DE PAREIE. B., baume de pareira brava.

BEAUME D'AREUS (*sic*), baume d'Arcæus.

BEAUME DE CHIEN, baume de petits chiens (décoctum huileux de chiens nouveau-nés).

BEAUME VERT, baume vert.

BELLE MANNE, manne de belle qualité.

BEN BIANCHO (italien), béhen blanc.

BEND. LAXAT., *benedicta laxativa*, électuaire purgatif, appelé en français : *benoite*, dans l'*Antidotaire Nicolas* (Paris, 1896, p. 6); *benedicte laxative*, dans la *Pharmacopée universelle* de Nicolas Lemery; *électuaire bénédict*, dans l'*Officine* de Dorvault, etc.

BEND. LAXATIF, électuaire bénédict laxatif.

BENED. LAX., *benedicta laxativa*.

BENEDETA SIPRICE (italien), *benedetta semplice*, « benoite » simple de l'*Antidotaire Nicolas* (Paris, 1896, p. 6).

BENEDI. LAUR. (*sic*), *benedicta laxativa* bénédicte laxative.

BENEDIC. LAX.; BENEDICT. LAX.; BENEDICT. LAXATIV., *benedicta laxativa*, bénédicte laxative.

BENEDICTE LAX., bénédicte laxative.

BEUR. CACAO, beurre de cacao.

BEURRE DE CACAO.

BLANC DE BALEINE.

BLANC-RHASIS, onguent blanc de Razès, vulgairement appelé *blanc-raisin*.

BOCCÆ JUNIP., faute pour BACCÆ JUNIP., *baccæ juniperi*, baies de genièvre.

BOL ARMENIÆ, bol d'Arménie.

BOS TAURUS, taureau. Du taureau on employait la bile, les concrétions, le sang, la fiente, les os, les cornes, la graisse, le pénis, etc.

BUT. CACAO, *butyrum cacao*, beurre de cacao.

BUT. SATURNI, *butyrum Saturni*, beurre de Saturne, liniment saturné.

BUTIR. CACAO, *butyrum cacao*, beurre de cacao.

BUTIR. E. NUC. CAC., *butyrum è nucleis cacao*, beurre de cacao.

BUTIRUM CACAO, beurre de cacao.

BUTIRUM MAII, *butyrum maii*, beurre de mai. Nicolas Lemery a donné cette dénomination à un onguent analogue à l'*unguentum butyraceum nervale* de Samuel du Clos.

BUTYR. E. N. CACAO, *butyrum è nucleis cacao*, beurre de cacao,

BUTYR. VACCAE, *butyrum vaccæ*, beurre de vache.

BUTYRUM CAC.; BUTYRUM CACAO, beurre de cacao.

BUTYRUM E NUCL. CACAO, *butyrum è nucleis cacao*, beurre de cacao.

BUTYRUM NUCIS MOSCHATÆ, beurre de muscade.

C

C., abréviation des mots latins *conserva*, *confectio*, des mots français *conserve*, *confection*.

C. ABSINTH., *conserva absinthii*, conserve d'absinthe.

C. ABSYN., *conserva absinthii*, conserve d'absinthe.

C. AELUROPI, *conserva æluropi*, conserve de pied-de-chat.

C. ALKERM.; C. ALKERMES, confection alkermès.

C. ANTHOS, *conserva anthos*, conserve de romarin.

C. BETHON.; C. BETHONICÆ, *conserva betonicæ*, conserve de bétoine.

C. BORAG.; C. BORAGINIS, *conserva borraginis*, conserve de bourrache.

C. BORRAG.; C. BORRAGIN.; C. BORRAGINIS, *conserva borraginis*, conserve de bourrache.

C. BORRG. (*sic*), *conserva borraginis*, conserve de bourrache.

C. BUGL.; C. BUGLOSÆ; C. BUGLOSSI, *conserva buglossæ seu buglossi*, conserve de buglosse.

C. CALEND.; C. CALENDULÆ, *conserva calendulæ*, conserve de souci.

C. CANLENDUL., faute pour C. CALENDUL., *conserva calendulæ*, conserve de souci.

C. CASSIÆ, *conserva cassiæ*, conserve de casse, casse cuite. Il y avait aussi une confection de casse.

C. CENTAURII M., *conserva centaurii minoris*, conserve de petite centaurée.

C. CIDONIORU., *conserva cydoniorum*, conserve de coings.

C. CINNAROD., faute pour C. CYNORRHOD., *conserva cynorrhodon*, conserve de cynorrhodon.

C. COCHL.; C. COCHLEARIÆ, *conserva cochleariæ*, conserve de cochléaria.

C. COCLH., faute pour C. COCHL., *conserva cochleariæ*, conserve de cochléaria.

C. CONS. M., *conserva consolidæ majoris*, conserve de grande consoude.

C. CYNHARRH. (*sic*); C. CYNORHOD.; C. CYNORR., *conserva cynorrhodon*, conserve de cynorrhodon.

C. D'ALKERMES, confection alkermès.

C. D'ENUDA (*sic*) CAMPA., conserve d'aunée (*enula campana*).

C. D'ENULA C., conserve d'aunée (*enula campana*).

C. D. HYACIN., *confectio de hyacintho*, confection d'hyacinthe.

C. D'HYACINTHE, confection d'hyacinthe.

C. DE AGARICO, *conserva de agarico*, conserve d'agaric blanc.

C. DE ALKERMES, *confectio de alkermes*, confection alkermès.

C. DE CYNORHODON, conserve de cynorrhodon.

C. DE HIACENTH.; C. DE HYACINTH.; C. DE HYACINTHO; C. DE HYACINTO, *confectio de hyacintho*, confection d'hyacinthe.

C. DE HYACINTHE, confection d'hyacinthe.

C. ENULAE, conserve d'aunée (*enula campana*).

C. FL. ARANI (*sic*), *conserva florum arancii*, conserve de fleurs d'oranger.

C. FL. BUGLOSS., *conserva florum buglossi*, conserve de buglosse.

C. FL. CICHOR., *conserva florum cichorii*, conserve de chicorée.

C. FL. MALUÆ, *conserva florum malvæ*, conserve de mauve.

C. FL. SALUA. (*sic*), *conserva florum salviæ*, conserve de sauge.

C. FL. TUNICÆ, *conserva florum tunicæ*, conserve d'œillet.

C. HAM.; C. HAMEC.; C. HAMECH, confection hamech.

C. HAMECH MAJ., *confectio hamech major*.

C. HELEN.; C. HELENII, *conserva helenii*, conserve d'aunée.

C. HIERA PUR. (*sic*), confection (ou électuaire) d'*hiera picra*, appelée « hière picre » par Nicolas Lemery (*Pharmacopée*, Paris, 1697, p. 714).

C. HYACINT., confection d'hyacinthe.

C. HYPER., *conserva hyperici*, conserve de millepertuis.

C. HYSSOPI, *conserva hyssopi*, conserve d'hysope.

C. KYNNOR., conserve de cynorrhodon.

C. LILI. ALB., *conserva lilii albi*, conserve de lis.

C. MELISSÆ, *conserva melissæ*, conserve de mélisse.

C. MENTHÆ, *conserva menthæ*, conserve de menthe.

C. PAPA. R.; C. PAPAV., *conserva papaveris rhœadis*, conserve de coquelicot.

C. PERIM. (*sic*) VER., *conserva primulæ veris*, conserve de primevère.

C. PIONIÆ MAR., *conserva pæoniæ maris*, conserve de pivoine mâle.

C. PRIMUL; C. PRIMULÆ VERIS, *conserva primulæ veris*, conserve de primevère.

C. PRVNELL., *conserva prunelli*, conserve de prunelle.

C. R. ERINGII, *conserva radicis eryngii*, conserve de panicaut.

C. R. SYMPHIT., *conserva radicis symphiti*, conserve de consoude.

C. RAD. ERINGI, *conserva radicis eryngii*, conserve de panicaut.

C. RADIX ANGELICA', conserve de racine d'angélique.

C. RORISMAR., *conserva rorismarini*, conserve de romarin.

C. ROS., *conserva rosarum*, conserve de roses.

C. ROS. RUB., *conserva rosarum rubrarum*, conserve de roses rouges.

C. ROSAR. RURAR. (*sic*), *conserva rosarum rubrarum*, conserve de roses rouges.

C. ROSAR. SOL., *conserva rosarum solida*. Il y avait une conserve de roses *molle*.

C. ROSARU., *conserva rosarum*, conserve de roses.

C. ROSMARIN., *conserva rosmarini*, conserve de romarin.

C. SALUIÆ; C. SALVIÆ, *conserva salviæ*, conserve de sauge.

C. SYMPHI. M., *conserva symphiti majoris*, conserve de grande consoude.

C. TISSILLA. (*sic*), *conserva tussilaginis*, conserve de pas-d'âne.

C. TUNI., *conserva tunicæ*, conserve d'œillet.

C. TUS., *conserva tussilaginis*, conserve de pas-d'âne.

C. VIALARUM (*sic*), *conserva violarum*, conserve de violettes.

C. VIOL.; C. VIOLARU.; C. VIOLARUM; C. VIOLIARIUM (*sic*), *conserva violarum*, conserve de violettes.

CALAMITA (italien), pierre d'aimant.

CANNAB., *cannabis* (*semen*), chènevis.

CARDAM. MA., *cardamomum majus*, le grand cardamome.

CARDAM. MI., *cardamomum minus*, le petit cardamome.

CARIO COSTIN; CARIOCOSTIN; CARYOCOSTIN, électuaire caryocostin.

CASS. TRAT. P. CHR. (italien), *cassia tratta per christeri*, casse extraite pour clystères.

CASSE CUI., casse cuite.

CASSIA COCTA, casse cuite ou conserve de casse.

CATELLORUM (*sic*). Cette inscription, incomplète, doit être lue : O. CATELLORUM, *oleum catellorum*, huile de petits chiens.

CATHAL. D. (*sic*), catholicon double.

CATHOL. DUP., *catholicum duplicatum*, catholicon double.

CATHOL. DVPLICAT. RHEO, *catholicum duplicatum rheo, seu duplicato rheo*, catholicon double, catholicon double de rhubarbe.

CATHOL. N., *catholicum Nicolai*, catholicon de l'*Antidotarium Nicolai*.

CATHOLIC. D.; CATHOLIC. DOUBLE, catholicon double.

CATHOLIC. DUP.; CATHOLIC. DUPL., *catholicum duplicatum*.

CATHOLIC. SIMPL., *catholicum simplex*, catholicon simple.

CATHOLICON FIN; CATHOLUON (*sic*) FIN, catholicon fin. Le catholicon fin était *pro ore*; le non-fin était *pro clysteribus*.

CATHOLICU. PRO. O. F., *catholicum pro ore finum*, catholicon fin.

CATHOLICUM D.; CATHOLICUM DOU.; CATHOLICUM DOUBLE, catholicon double.

CATOLICUM DOUBLE, catholicon double.

CATOLICUM SIMPLE, catholicon simple.

CERAL. (*sic*) REF. GALEN., *ceratum refrigerans Galeni*, cérat rafraîchissant de Galien, appelé encore : cérat blanc, cérat de Galien, etc.

CÉRAT BLANC, même cérat que le précédent.
CERAT DE GALIEN, item.
CERAT DE GOULARD, cérat de Saturne camphré.
CERAT DE SATUR. DE G., cérat de Saturne de Goulard.
CERAT DIAPALME, cérat de diapalme.
CERAT GALLIEN, cérat de Galien, cérat blanc.
CERAT. SANTAL., *ceratum santalinum*, cérat santalin de Mésué.
CÉRAT SOUFRÉ.
CERAT. STOMACH.; CERATU. STOMACHIC., *ceratum stomachicum*, cérat stomachique de Mésué.
CERATUM SANTARINUM (*sic*), *ceratum santalinum*, cérat santalin de Mésué.
CERATUM SULFURATUM, cérat soufré.
CEROTO STOMATICO (italien), cérat stomachique de Mésué.
CHATOLIC. DUPL., *catholicum duplicatum*, catholicon double.
CHATOLIC. SIMPL., catholicon simple.
CHRISTAL, cristal. On employait en pharmacie le *cristal de roche* et le *cristal minéral*.
CO. FL. RORISM., *conserva florum rorismarini*, conserve de romarin.
CO. FL. TUSSIL., *conserva florum tussilaginis*, conserve de pas-d'âne.
CO. VIOLATO (ital.), conserve de violettes.
COF. HAMEC, confection hamech.
COMINO PESTO (italien), cumin pilé.
CON. ALKER., confection alkermès.
CON. ANGELIQUE, conserve d'angélique.
CON. COCHLEARIA, conserve de cochléaria.
CON. D'ACHE, conserve d'ache.
CON. DE ROSE, conserve de rose.
CON. DE ROSE P., conserve de rose pâle.
CON. DE ROSE R , conserve de rose rouge.
CON. DE VIOLETT., conserve de violette.
CON. TUNICÆ, *conserva tunicæ*, conserve d'œillet.
CONF. ALCHERM., confection alkermès.
CONF. ALK.; CONF. ALKERMES, confection alkermès.
CONF. D'ALKERM., confection alkermès.
CONF. D'HYACIN.; CONF. D'HYACINT; CONF. D'HYACINTHE, confection d'hyacinthe.
CONF. DE HYAC.; CONF. DE HYACINT., *confectio de hyacintho*, confection d'hyacinthe.
CONF. HAM.; CONF. HAMEC; CONF. HAMECH; CONF. HAMECK; CONF. HAMÉE (*sic*), confection hamech.
CONF. HICIN. (*sic*), confection d'hyacinthe.
CONF. HIJACINT., confection d'hyacinthe.
CONF. HYACINT; CONF. HYACINTH.; CONF. HYACINTOR., *confectio hyacinthina*, *confectio hyacinthorum*, confection d'hyacinthe.
CONF. JAPONAISE, confection japonaise, électuaire de cachou composé.
CONFEC. D'HYACIN.; CONFEC. DE HIACINTH., confection d'hyacinthe.
CONFEC. HA.; CONFEC. HAMECH, confection hamech.
CONFECTIO ALKERMES; CONFECTIO ALKERMES COMPLETA, confection alkermès.
CONFECTIO DE HYACINTH., *confectio de hyacintho*, confection d'hyacinthe.
CONFECTIO HAMECH, confection hamech.
CONFECTION D'ALKERME., CONFECTION D'ALKERMES, confection alkermès.
CONFECTION D'HYACINTHE; CONFECTION D'HYACINTHES.
CONFECTION HAMECH.
CONFECTION HIACINTHE, confection d'hyacinthe.
CONFER. DE HIACIRN. (*sic*), *confectio de hyacintho*, confection d'hyacinthe.
CONS. ABSINTHE; CONS. ABSYNTH., conserve d'absinthe.
CONS. APII, *conserva apii*, conserve d'ache.
CONS. APII DUL., *conserva apii dulcis*, conserve de céleri.
CONS. AURANT., *conserva aurantii*, conserve d'orange.
CONS. BACC. SAMB., *conserva baccarum sambuci*, conserve de baies de sureau.

CONS. BORRAG., *conserva borraginis*, conserve de bourrache.
CONS. CALIND. (*sic*); CONS. CALENDVL., *conserva calendulæ*, conserve de souci.
CONS. CAMÆMEL., *conserva chamæmeli*, conserve de camomille.
CONS. CASSIÆ, *conserva cassiæ*, conserve de casse, casse cuite.
CONS. CENTAURII M., *conserva centaurii minoris*, conserve de petite centaurée.
CONS. CHICORII, *conserva cichorii*, conserve de chicorée.
CONS. CHINA, conserve de squine.
CONS. CI NOSB., *conserva cynosbati*, conserve de cynorrhodon.
CONS. COCHLEAR., conserve de cochléaria.
CONS. COUCI (*sic*), conserve de souci.
CONS. CRESSON, conserve de cresson.
CONS. CYDONI.; CONS. CYDONIOR., *conserva cydoniorum*, conserve de coings.
CONS. CYNORRH.; CONS. CYNORRHOD.; CONS. CYNORRHODON; CONS. CYNORROD., conserve de cynorrhodon.
CONS. D'ABSINTH., conserve d'absinthe.
CONS. D'ACHE, conserve d'ache.
CONS. D'ANGEL.; CONS. D'ANGÉLIQ., conserve d'angélique.
CONS : D'ASSENZ. (italien), *conserva d'assentio*, conserve d'absinthe.
CONS. D'AUNÉ.; CONS. D'AUNÉE, conserve d'aunée.
CONS. DE CYNOR.; CONS. DE CYNORRH., conserve de cynorrhodon.
CONS. DE FL. D'ORANG., conserve de fleurs d'oranger.
CONS. DE ROSES, conserve de roses.
CONS. DE VIOLETTE, conserve de violette.
CONS. DI FI^or DI PERSICO (italien), conserve de fleur de pêcher.
CONS. ENUL. C., *conserva enulæ campanæ*, conserve d'aunée.
CONS. FL. ARAN., *conserva florum arantii*, conserve de fleurs d'oranger.
CONS. FL. BORRAG., *conserva florum borraginis*, conserve de bourrache.
CONS. FL. CALEND., *conserva florum calendulæ*, conserve de souci.
CONS. FL. PAPAV. R., *conserva florum papaveris rhœadis*, conserve de coquelicot.
CONS. FL. SALVIÆ, *conserva florum salviæ*, conserve de sauge.
CONS. FLOR. BOR., *conserva florum borraginis*, conserve de bourrache.
CONS. FLOR. NYMPH., *conserva florum nymphææ*, conserve de nénufar.
CONS. GENIÈVRE, conserve de genièvre.
CONS. HELENII, conserve d'aunée.
CONS. LIER. TER., conserve de lierre terrestre.
CONS. LILII CONV., *conserva lilii convallium*, conserve de muguet.
CONS. MALNAR. (*sic*), *conserva malvarum*, conserve de mauves.
CONS. MARENE (italien), conserve de cerises aigres.
CONS. MELISSE, conserve de mélisse.
CONS. NASTURT. AQUAT., *conserva nasturtii aquatici*, conserve de cresson de fontaine.
CONS. NYMPHEAN (*sic*), *conserva nymphææ*, conserve de nénufar.
CONS. PÆONIÆ, conserve de pivoine.
CONS. PEDIS C., *conserva pedis cati*, conserve de pied-de-chat.
CONS. PIVOINE, conserve de pivoine.
CONS. RIBES; CONS^s RIBES, conserve de groseille.
CONS. ROS.; CONS. ROSARUM, conserve de roses.
CONS. ROSAR. SOLUT., *conserva rosarum solutiva*, conserve de roses laxative.
CONS. ROSAT. (*sic*); CONS. ROSATUM (*sic*), *conserva rosarum*.
CONS. SALVIÆ; CONS. SALVIŒ (*sic*), *conserva salviæ*, conserve de sauge.
CONS. VIOLA.; CONS. VIOLARU.; CONS. VIOLARUM, conserve de violettes.
CONS. VIOLETTE, conserve de violette.
CONSER. APII, *conserva apii*, conserve d'ache.
CONSER. BUGLOSSI, *conserva buglossi*, conserve de buglosse.
CONSER. CALENDULÆ, *conserva calendulæ*, conserve de souci.
CONSER. DE QUINORO., conserve de cynorrhodon.
CONSER. FLOR. ARANT., *conserva florum arantii*, conserve de fleurs d'oranger.

CONSER. HYSSOPI, *conserva hyssopi*, conserve d'hysope.
CONSER. KEIRI, *conserva cheiri*, conserve de giroflée.
CONSER. MELISSÆ, *conserva melissæ*, conserve de mélisse.
CONSER. OXYTRIPHYL., *conserva oxytriphylli*, conserve d'alléluia ou surelle.
CONSER. PŒONIÆ, *conserva pæoniæ*, conserve de pivoine.
CONSER. RORISMAR., *conserva roris-marini*, conserve de romarin.
CONSER. ROSARUM, *conserva rosarum*, conserve de roses.
CONSER. SUM. ABSINTH., *conserva summitatum absinthii*, conserve de sommités d'absinthe.
CONSER. SUM. HEDERÆ TERREST., *conserva summitatum hederæ terrestris*, conserve de sommités de lierre terrestre.
CONSER. VIOLARUM, *conserva violarum*, conserve de violettes.
CONSERU. CAPILORUM VENERIS, *conserva capillorum Veneris*,conserve de capillaire.
CONSERUE DE MARJOLENNE, conserve de marjolaine.
CONSERUE DE R., conserve de roses.
CONSERUE DE ROSE, conserve de roses.
CONSERV. CHINOROD., conserve de cynorrhodon.
CONSERV. FLOR. TUNICAE, *conserva florum tunicæ*, conserve d'œillet.
CONSERVA APII, conserve d'ache.
CONSERVA HELENII, conserve d'aunée.
CONSERVE D'ALLELUIA, conserve de surelle.
CONSERVE DE CYNORRH., conserve de cynorrhodon.
CONSERVE DE ROSES.
CONSERVE DE TAMARIN.
CORT. VARIJ, *cortices varii*, écorces diverses. Cette inscription se trouve sur un pot espagnol.
CORTICU. CITRI, *corticum citri*, faute pour *cortices citri*, écorces de citron.
COS. FLOR. SALUI., *conserva florum salviæ*, conserve de sauge.
COSTO AMARO (ital.), costus amer.
CRÊ. DE TARTARE, crème de tartre, tartrate acide de potasse.
CREMOR TART., *cremor tartari*, crème de tartre.
CRISTAL DE TARTRE, crème de tartre, tartrate acide de potasse.
CRISTAL MINER.; CRISTAL MINERAL, cristal minéral où sel de prunelle.
CRISTALLUS MINERALIS, cristal minéral ou sel de prunelle.
CROC. ORIENTAL., *crocus orientalis*, safran.
CROCUS SATIVUS, safran.
CROCVS MART., *crocus Martis*, safran de Mars, sorte d'oxyde rouge de fer.
CUMINI. RUST. (italien), cumin sauvage.

D

DATTOLI (italien), dattes.
DIACALAMINTHI, *diacalaminthe, seu diacalaminthes, seu diacalaminthum*, composition dont le calament était la base.
DIACA RTHAMY, *diacarthami*, électuaire dont le carthame était la base.
DIACASSIA, électuaire purgatif dont la casse était la base.
DIACATHOLIC., *diacatholicon*, catholicon.
DIACCORDIUM (*sic*), *diascordium*,électuaire dont le scordium était la base.
DIACHATOLICON, *diacatholicon*, catholicon.
DIAFENIX, diaphénic ou diaphœnix, électuaire dont la datte (φοῖνιξ) est la base.
DIAMORUM, diamoron de l'*Antidotaire Nicolas* (Paris, 1896, p. 58), électuaire dont la mûre (μόρον) était la la base.
DIAPHÆNIC.; DIAPHÆNICVM, diaphénic. (V. *Diafenix*.)
DIAPHEN.; DIAPHENIC.; DIAPHENICUM; DIAPHENIX, diaphénic ou diaphœnix.
DIAPHŒNIC; DIAPHŒNIX, diaphénic ou diaphœnix.
DIAPIUNUM (*sic*), faute pour *diaprunum*, diaprun.
DIAFOMPHOLIGOS, *diapompholygos*, onguent dont le pompholyx était la base.
DIAPR. COMPO., *diaprunum compositum, seu solutivum*, diaprum laxatif.
DIAPR. S., *diaprunum simplex*, ou *diaprunum solutivum*.

DIAPRU. C., *diaprunum compositum.*
DIAPRU. SIMPL., *diaprunum simplex*, diaprun.
DIAPRUN, électuaire dont la base était la pulpe de prunes de Damas noires.
DIAPRUN. C., *diaprunum compositum.*
DIAPRUN. S., *diaprunum simplex*, ou *diaprunum solutivum.*
DIAPRUN SOLUTIF, diaprun laxatif.
DIAPRUNIS LAX., diaprun laxatif. Le diaprun est appelé *diaprunis* dans l'*Antidotaire Nicolas* (Paris, 1896, p. 58).
DIAPRUNS (*sic*), faute pour *diaprunis*, diaprun.
DIAPRUNUM; DIAPRVNVM, diaprun.
DIAPRUNUM LAX., diaprun laxatif.
DIASC | ORDIUM; DIASCORD.; DIASCORDIUM, électuaire dont le scordium était la base.
DIASCORD. FRAC., *diascordium Fracastorii.*
DIA. SENA (italien), *diasene* de l'*Antidotaire Nicolas* (Paris, 1896, p. 59), confection dont le séné était la base.
DIA TRIUZ PIPERO (italien). Cette inscription, qui est en lettres gothiques, doit se lire : *dia trium pipero.* Galien avait inventé un électuaire dit « des trois poivres » (le noir, le blanc et le long), que les médecins du moyen âge appelaient : *diatriumpiperum, diatrionpipereon*, etc.
DICTAMINUM LRC, faute pour DICTAMNUM CRE., *dictamnum cretense*, dictame de Crète.
DIGESTIVUM COMPOSIS. (*sic*), *digestivum compositum*, onguent digestif composé.

E

E., abréviation des mots latins *electuarium, extractum*, et des mots français *eau, électuaire, extrait.* Sur une bouteille de faïence, E. est mis pour EAU; sur un pot à canon, E. est mis pour ELECTUAIRE ou pour EXTRAIT.
E. BENEDICTA LAXATIVA, *electuarium benedicta laxativa.* (V. BEND. LAXAT.)
E. CARD. BENED., *extractum cardui benedicti*, extrait de chardon bénit.
E. CARIOCOST.; E. CARYOCOS., *electuarium caryocostinum*, électuaire caryocostin.
E. CATHARTIC., *electuarium catharticum.*
E. CATHOLICON, électuaire catholicon.
E. CATHOLICUM, *electuarium catholicum*, catholicon.
E. CATHOLICUM CUM RHEO, *electuarium catholicum cum rheo*, electuaire catholicon avec rhubarbe.
E. CATHOLICVM DVPL., *electuarium catholicum duplicatum*, catholicon double.
E. CATHOLUON (*sic*), électuaire catholicon.
E. CENTOR., *extractum centaurii minoris*, extrait de petite centaurée.
E. CHAMŒDR., *extractum chamædryos*, extrait de germandrée.
E. COFHAMIC, faute pour E. CONF. HAMEC, électuaire ou confection hamech.
E. CONF. HAMEC.; E. CONFHAMIC (*sic*), électuaire ou confection hamech.
E. D'ABSINTHE. Sur une bouteille, *eau d'absinthe;* sur un pot à canon, *extrait d'absinthe.*
E. D'ALOES, extrait d'aloès.
E. D'ARMOISE. Sur une bouteille, *eau d'armoise;* sur un pot à canon, *extrait d'armoise.*
E. DE BOURACHE. Sur une bouteille, *eau de bourrache;* sur un pot à canon, *extrait de bourrache.*
E. DE BUGLOSE. Sur une bouteille, *eau de buglosse;* sur un pot à canon, *extrait de buglosse.*
E. DE CHARD^{on} BENY; E. DE CHARDON B.; E. DE CHARDON BENY. Sur une bouteille, *eau de chardon bénit;* sur un pot à canon, *extrait de chardon bénit.*
E. DE CHICORÉE. Sur une bouteille, *eau de chicorée;* sur un pot à canon, *extrait de chicorée.*
E. DE COCLEARIA. Sur une bouteille, *eau de cochléaria;* sur un pot à canon *extrait de cochléaria.*
E. DE F. D'ORANGE., eau de fleurs d'oranger.
E. DE FOUGERE, extrait de fougère.
E. DE FUMETERRE. Sur une bouteille, *eau de fumeterre;* sur un pot à canon, *extrait de fumeterre.*
E. DE GENIEURE; E. DE GENIEVRE. Sur une bouteille, *eau de genièvre;* sur un pot à canon, *extrait de genièvre.*

E. DE LAITUE. Sur une bouteille, *eau de laitue*; sur un pot à canon, *extrait de laitue*.

E. DE NOIX. Sur une bouteille, *eau de noix*; sur un pot à canon, *extrait de noix*, extrait de brou de noix. Il y avait aussi un *électuaire de noix* (*electuarium nucum*).

E. DE PARIETAIRE. Sur une bouteille, *eau de pariétaire*; sur un pot à canon, *extrait de pariétaire*.

E. DE POURPIER. Sur une bouteille, *eau de pourpier*; sur un pot à canon, *extrait de pourpier*.

E. DEPSILLIO (*sic*); E. DE PSYLLIO, *electuarium de psyllio*, électuaire de psyllium ou herbe aux puces.

E. DE PSYLLIUM, électuaire de psyllium.

E. DE ROSE, eau de rose. Il y avait aussi un *électuaire de rose* (*electuarium rosatum*, de Mésué).

E. DE SAPONAIRE, extrait de saponaire.

E. DE SCORSONNAIR. Sur une bouteille, *eau de scorsonère*; sur un pot à canon, *extrait de scorsonère*.

E. DE VULNERAIRE, eau vulnéraire.

E. DIACATHOLIC., *electuarium diacatholicon*, catholicon.

E. DIACENNA, *electuarium diasennæ*, électuaire dont le séné était la base.

E. DIACHATHOL., *electuarium diacatholicon*, catholicon.

E[te] DIAP. Sp, électuaire diaprun simple.

E. DIAPHÆNIC.; E. DIAPHÆNICOM (*sic*), électuaire diaphénic ou diaphœnix.

E. DIAPHENIC.; E. DIAPHENICUM, électuaire diaphénic.

E. DIAPRIMUM (*sic*) SIMPLEX, *electuarium diaprunum simplex*, diaprun simple.

E. DIAPRUNUM COMP., *electuarium diaprunum compositum*, diaprun laxatif.

E. DIASCODIUM (*sic*), électuaire diascordium.

E. DIASCORD.; E. DIASCORDIUM; E. DIASCORDIVM, électuaire diascordium.

E. DIASCORD. F.; E. DIASCORD. FR., électuaire diascordium de Fracastor.

E. GRAMIN., *extractum graminis*, extrait de chiendent.

E. HELLEBOR., *extractum hellebori*, extrait d'ellébore noir.

E[te] HIERA P., électuaire *hiera picra*. (V. l'*Antidotaire Nicolas*, Paris, 1896, p. 97, art. *Yera*.)

E. HYDRAGOUE (*sic*), électuaire hydragogue.

E. JUNIPER., *extractum juniperi*, extrait de genièvre.

E. LENITIF, électuaire lénitif.

E. LENITIU. C.; E. LENITIUM (*sic*) C., *electuarium lenitivum compositum*, électuaire lénitif composé.

E. LENITIUUM, *electuarium lenitivum*, électuaire lénitif.

E. LENITIVU.; E. LENITIVUM, *electuarium lenitivum*, électuaire lénitif.

E. PHILON. ROM., *electuarium philonium romanum*.

E. PHITON. ROM., faute pour E. PHILON. ROM., *electuarium philonium romanum*.

E. RABARB., *extractum rhabarbari*, extrait de rhubarbe. Il y avait aussi un *electuarium de rhabarbaro* de Mésué.

E. ROSATU.; E. ROSATU. M., *electuarium rosatum Mesuæ*, électuaire rosat de Mésué.

E. TRIFER. MAGN., *electuarium tryphera magna* de l'*Antidotarium Nicolai*.

E. VALLERIENN., *extractum valerianæ*, extrait de valériane.

EAU D'ABSINTHE.

EAU D'AIPHRAISE (*sic*), eau d'euphraise.

EAU D'ARMOISE.

EAU DARQUEBUSADE, eau vulnéraire.

EAU DE BETOINE; EAU DE BETOINNE.

EAU DE BLUEST, eau de bleuet.

EAU DE BOURACHE, eau de bourrache.

EAU DE CERFEUILLE, eau de cerfeuil.

EAU DE CHARD. BENIS; EAU DE CHARDON BENIST; EAU DE CHARDON BENIT.

EAU DE CHICORÉE.

EAU DE DALLELUIA (*sic*), eau d'alléluia ou surelle.

EAU DE FLEUR DE COQLICO (*sic*), eau de coquelicot.

EAU DE FLEUR DE SURAU, eau de sureau.

EAU DE FRAIS (*sic*) DE GRENOUILLE, eau de frai de grenouilles.
EAU DE GENIEURE, eau de genièvre.
EAU DE LAICTUES, eau de laitue.
EAU DE LAUANDE, eau de lavande.
EAU DE MELISSE SIMPLE.
EAU DE MILICE (*sic*), EAU DE MILICE (*sic*) SIMPLE, eau de mélisse.
EAU DE MORELLE.
EAU DE NOIX.
EAU DE PARIETAIRE.
EAU DE PISANLIS (*sic*), eau de pissenlit.
EAU DE PLANTIN, eau de plantain.
EAU DE POURPIER.
EAU DE SAUGE.
EAU DE SCORSONNERE ; EAU DE SCORSONNORÉE (*sic*), eau de scorsonère.
EAU DE TILLIEULLE, eau de tilleul.
EAUX CORDIALLES, les quatre eaux cordiales. (V. A. 4or CORDIALES.)
EL. ANTISC. Les anciennes pharmacopées contiennent des formules d'*électuaires* et d'*élixirs antiscorbutiques* et *antiscrofuleux*.
EL. BEN. LAX.; EL. BENLAX., *electuarium benedicta laxativa* (V. BEND. LAXAT.)
EL. C. HYACINTH., électuaire ou confection d'hyacinthe.
EL. CARIOCOST., électuaire caryocostin.
EL. CASSÆ (*sic*) C. M., *electuarium cassiæ cum mannâ*, électuaire *diacassia* avec la manne.
EL. CATHOL. ; EL. CATHOLIC., *electuarium catholicum*, catholicon.
EL. CATHOL. D.; EL. CATHOLIC. D.; EL. CATHOLIC. DUPLIC., *electuarium catholicum duplicatum*, catholicon double.
EL. CATHOL. S. ; EL. CATHOLIC. S., *electuarium catholicum simplex*, catholicon simple.
EL° D. BACH. D. LAVRO (italien). *elettuario di bacche di lauro*, électuaire de baies de laurier.
EL. D. PSILLIO, *electuarium de psyllio*, électuaire de psyllium ou herbe aux puces.
EL° D. SILIO (italien), *elettuario di psilio*, électuaire de psyllium ou herbe aux puces.
EL. DIACARTH. S.; EL. DIACARTHAMI, *electuarium diacarthami simplex*. (V. DIACARTHAMY.)
EL. DIAPHÆ. ; EL. DIAPHŒNIX, électuaire diaphœnix.
EL. DIAPRUN. S.P. *electuarium diaprunum simplex*, diaprun simple.
EL. DIAPRUM. (*sic*) SOL. ; EL. DIAPRUN. S., *electuarium diaprunum solutivum*, diaprun laxatif.
EL. DIASC.; EL. DIASCORD., *electuarium diascordium*. (V. DIASCORDIUM).
EL. DI BACCAS LAVRI (italien), électuaire de baies de laurier.
EL. HAMECH, électuaire ou confection hamech.
EL. HIC. (*sic*) PIC.; EL. HIE. PIC; EL. HIERA PIC.; EL. HIERA PICRA; EL. HIERÆ PICRÆ, *electuarium hiera picra*. (V. l'*Antidotaire Nicolas*, Paris, 1896, p. 97, art. *Yera*).
EL. HYDRAGOG., électuaire hydragogue.
EL. LENITIRUM (*sic*), *electuarium lenitivum*, électuaire lénitif.
EL. MITHRID., EL. MITRID., *electuarium mithridatium*, mithridate.
EL. ORVIETAN., *electuarium orvietanum*, orviétan.
EL. PHILON. ROM., *electuarium philonium romanum*.
EL. PURGAT., électuaire purgatif.
EL. RUBRUM, *electuarium rubrum*, électuaire rouge.
EL. TERIACA ; EL. THERIAQUÆ, *electuarium theriaca*, thériaque.
ELATERIUM, suc de l'élatérium, concombre sauvage ou concombre d'âne.
ELE., abréviation pour *electuarium* ou *électuaire*. Voir les inscriptions commençant par EL. et ELECT.
ELEC., abréviation pour *electuarium* ou *électuaire*. Voir les inscriptions commençant par EL. et ELECT.
ELEC. BACÆ (*sic*) LAURI, *electuarium de baccis lauri*, électuaire de baies de laurier.
ELECT. ALKERM., électuaire ou confection alkermès.
ELECT. B. ASTRING., électuaire astringent de Bally.
ELECT. BENED. LAX.; ELECT. BENED. LAXAT., *electuarium benedicta laxativa* (V. BEND. LAXAT.).
ELECT. CARIOC.; ELECT. CARIOCOST.; ELECT. CARYOCOST.; ELECT. CARYOCOSTIN., *electuarium caryocostinum*, électuaire caryocostin.

ELECT. CATHOL.; ELECT. CATHOLICUM; *electuarium catholicum*, catholicon.

ELECT. CATHOL. DUPL.; ELECT. CATHOLIC. D.; ELECT. CATHOL. DUPL. RHEO; ELECT. CATHOLICUM DU., *electuarium catholicum duplicatum rheo, seu duplicato rheo*, catholicon double de rhubarbe.

ELECT. DE CITRO, *electuarium de citro solutivum*, électuaire *de citro*

ELECT. DE CROCO, *electuarium de croco*, électuaire de safran.

ELECT. DE PSYLLIO, *electuarium de psyllio*, électuaire de psyllium ou herbe aux puces.

ELECT. DENTIF.; ELECT. DENTIFRIC.; électuaire dentifrice.

ELECT. DIACOLOCYNT., *electuarium diacolocynthidos, seu confectio hamech major*, grande confection hamech.

ELECT. DIAPHÆ.; ELECT. DIAPHÆNIC.; ELECT. DIAPHEN.; ELECT. DIAPHŒN.; ELECT. DIAPHŒNIC.; ELECT. DIAPHŒNIX, électuaire diaphénic ou diaphœnix.

ELECT. DIAPR. SOL.; ELECT. DIAPRUNUM SOLUTIVUM, diaprun solutif.

ELECT. DIAPRUN.; ELECT. DIAPR. SIM.; ELECT. DIAPRUN. SIM., *electuarium diaprunum simplex*, diaprun simple.

ELECT. DIAPRUN. S., inscription ambiguë, car il y avait l'électuaire diaprun *simple*, et le *solutif*.

ELECT. DIASCO.; ELECT. DIASCORD.; ELECT. DIASCORDIUM, diascordium.

ELECT. HAMECH, électuaire ou confection hamech.

ELECT. HIER. PIER. (*sic*); ELECT. HIERA PICRA; ELECT. HYERA PICR., hière picre, hière amère.

ELECT. HIERA DIACOL., *electuarium hiera diacolocynthidos*, hière dont la coloquinte était la base.

ELECT. LENITIF, électuaire lénitif.

ELECT. LENITIV.; ELECT. LENITIVUM, *electuarium lenitivum*, électuaire lénitif.

ELECT. MESENTER.; ELECT. MÉSENTERI., électuaire ou opiat mésentérique.

ELECT. MILTHRIDATE (*sic*); ELECT. MITHRIDAT.; ELECT. MITRID., mithridate.

ELECT. ORVIETAN., *electuarium orvietanum*, orviétan.

ELECT. PHILON. ROMAN., *electuarium philonium romanum*.

ELECT. POLYPHARM., électuaire polypharmaque, thériaque.

ELECT. ROSÆ, *electuarium rosatum*, électuaire de roses.

ELECT. SALOMO., *electuarium Salomonis*, opiat de Salomon.

ELECT. THERIAC.; ELECT. THERIACA, *electuarium theriaca*, thériaque.

ELECT. THERIAQ., thériaque.

ELECTARIU. DIAFENIC., *electarium diaphœnicum*, diaphénic ou diaphœnix.

ELECTARIU. LENITIVU., *electarium lenitivum*, électuaire lénitif.

ELECTU., abréviation pour *electuarium* ou *électuaire*. Voir les inscriptions commençant par EL. et ELECT.

ELECTUAR.., abréviation pour *electuarium*. Voir les inscriptions commençant par EL. et ELECT.

ELIX. APERITIV. CLAUD., *elixir aperitivum Clauderi*, élixir apéritif de Clauder.

ELL. HIERE P° CLIST., *electuarium hiera pro clysteribus*, hière pour lavements. Toutes les compositions dites *hières* étaient employées pour les lavements.

ELLE. CASSIE, faute pour ELE. CASSIÆ, *electuarium cassiæ*, appelé habituellement *diacassia*.

ELLE. DIATART., faute pour ELE. DIACART., *electuarium diacarthami*.

EMP. AND. A CRUCÆ (*sic*), *emplastrum Andreæ a Cruce*, emplâtre agglutinatif d'André de la Croix.

EMP. CERONEUM, *emplastrum ceroneum* de l'*Antidotaire Nicolas* (Paris, 1896, p. 53), emplâtre ciroène.

EMP. CICUTA, *emplastrum de cicuta*, emplâtre de ciguë.

EMP. DE CANET, emplâtre ou onguent Canet.

EMP. DE MELIL., *emplastrum de meliloto*, emplâtre de mélilot.

EMP. DE MUCAG.; EMP. DE MUCAGINIB., *emplastrum de mucaginibus*, emplâtre de mucilages.

EMP. DE NUREMB., emplâtre de Nuremberg

EMP DE VIGO C. M., *emplastrum de ranis, vulgo de Vigo cum mercurio*, emplâtre de Vigo avec mercure.

EMP. DES QUAT : FOND., emplâtre des quatre fondants, emplâtre fondant composé.
EMP. DIABOTAN., emplâtre *diabotanum*.
EMP. DIACHALCITE., *emplastrum diachalciteos, seu palmeum, seu de lithargyro*, emplâtre diapalme.
EMP. DIACHIL. GUM.; EMP. DIACHYL. G., *emplastrum diachylum gummatum*, emplâtre diachylon gommé.
EMP. DIAPALMA, *emplastrum palmeum, seu diapalma vulgare*, emplâtre diapalme.
EMP. DIAPALME, emplâtre diapalme.
EMP. DIVINUM, *emplastrum divinum*, emplâtre divin.
EMP. MANUS DEI, emplâtre *manus Dei*, analogue à l'emplâtre divin.
EMP. MELILOT., *emplastrum meliloti, seu de meliloto*, emplâtre de mélilot.
EMP. NUREMB., emplâtre de Nuremberg.
EMP. RESOLUT., emplâtre résolutif.
EMP. SAPONACEUM, *emplastrum saponaceum*, emplâtre de savon.
EMP. VIRIDE, *emplastrum viride*, emplâtre vert, ou cire verte.
EMPL., abréviation pour *emplastrum* ou *emplâtre*. Voir les abréviations commençant par EMP.
EMPLASTI. (*sic*) DE MELIL., faute pour EMPLASTR. DE MELIL., *emplastrum de meliloto*, emplâtre de mélilot.
ERMODATILI (italien), hermodactes ou hermodattes.
ESCULA, faute pour ESULA, ésule, *Euphorbia Esula* L.
ESMILAX IMDICI (espagnol), salsepareille.
ET. BENED. PAX. (*sic*), électuaire bénédicte laxative.
ET. DIAPHENIC; ET. DIAPHENIX, électuaire diaphénic ou diaphœnix.
ETIPE (*sic*) MINÉRAL., éthiops minéral, sulfure noir de mercure.
EX., abréviation pour *extractum* et pour *extrait*. Voir les abréviations commençant par EXT.
EXT. ABS. E. ARTHEMIS., *extractum absinthii et artemisiæ*, extrait d'absinthe et d'armoise.
EXT. ABSINT.; EXT. ABSINTH.; EXT. ABSINTHI.; EXT. ABSINTHII, *extractum absinthii*, extrait d'absinthe.
EXT. ABSINTHE, extrait d'absinthe.
EXT. ABZINTHO, extrait d'absinthe.
EXT. ACATIE (*sic*), *extractum seu succus acaciæ*, suc d'acacia.
EXT. ACONIT.; EXT. ACONITI, *extractum aconiti*, extrait d'aconit.
EXT. AGARICI, *extractum agarici*, extrait d'agaric blanc.
EXT. AGATIE (*sic*), faute pour EXT. ACATIE, *extractum acaciæ*, suc d'acacia.
EXT. ALC., *extractum alchechengi, seu alkekengi*, extrait d'alkékenge.
EXT. ALC. JALAP., extrait alcoolique de jalap.
EXT. ALOES; EXT. ALOËS, *extractum aloes*, extrait d'aloès.
EXT. AMER, extrait amer.
EXT. ANODINUM, *extractum anodynum*, extrait anodin.
EXT. ANTHORÆ, *extractum anthoræ*, extrait d'aconit anthore.
EXT. ARISTOL., *extractum aristolochiæ*, extrait d'aristoloche.
EXT. ARNICÆ, *extractum arnicæ*, extrait d'arnica.
EXT. ARTHEMIS., *extractum artemisiæ*, extrait d'armoise.
EXT. BARDANÆ, *extractum bardanæ*, extrait de bardane.
EXT. BAYES DE SUREAU, extrait de baies de sureau.
EXT. BELLAD.; EXT. BELLADON.; EXT. BELLA DONA, extrait de belladone.
EXT. BENED. LAXAT., extrait de *benedicta laxativa*.
EXT. BETONIC., *extractum betonicæ*, extrait de bétoine.
EXT. BORAGIN.; EXT. BORAGINIS, *extractum borraginis*, extrait de bourrache.
EXT. BORRAG.; EXT. BORRAGIN.; EXT. BORRAGINIS, *extractum borraginis*, extrait de bourrache.
EXT. BOURACH., extrait de bourrache.
EXT. BRYONIÆ, *extractum bryoniæ*, extrait de bryone.
EXT. BUGLOS.; EXT. BUGLOSSI, *extractum buglossi*, extrait de buglosse.
EXT. BUGLOSSE, extrait de buglosse.
EXT. CAINC., *extractum caïnceæ*, extrait de caïnca.
EXT. CAMOMIL.. extrait de camomille.
EXT. CARD. B.; EXT. CARD. BEN;

EXT. CARD. BENED.; EXT. CARDU. B., *extractum cardui benedicti*, extrait de chardon bénit.
EXT. CASCARILLÆ, *extractum cascarillæ*, extrait de cascarille.
EXT. CASSIA (*sic*), *extractum cassiæ*, extrait de casse
EXT. CASTOR., *extractum castorei*, extrait de castoréum.
EXT. CATECHU; EXT. CATHECU, *extractum catechu*, extrait de cachou.
EXT. CENT. M.; EXT. CENT. MIN.; EXT. CENT. MINOR., *extractum centaurii minoris*, extrait de petite centaurée.
EXT. CENTAUR.; EXT. CENTAURII MINORIS, *extractum centaurii minoris*, extrait de petite centaurée.
EXT. CEREFOLII, *extractum cerefolii*, extrait de cerfeuil.
EXT. CHAMÆDR., *extractum chamædryos*, extrait de germandrée.
EXT. CHAMÆM.; EXT. CHAMÆM. N., *extractum chamæmeli nostratis*, extrait de camomille commune.
EXT. CHARDON B, extrait de chardon bénit.
EXT. CHELIDON.; EXT. CHELIDONII, extrait de chélidoine
EXT. CHICOR.; EXT. CHICORII (*sic*), *extractum cichorii*, extrait de chicorée.
EXT. CICHOR.; EXT. CICHOR. SYLV.; EXT. CICHORII, *extractum cichorii sylvestris*, extrait de chicorée sauvage.
EXT. CICU.; EXT. CICUT.; EXT. CICUTÆ, *extractum cicutæ*, extrait de ciguë.
EXT. CICU. DE STORC.; EXT. CICUTÆ ST.; EXT. CICUTÆ STORK.; *extractum cicutæ Störckii*, extrait de ciguë d'Antoine de Störck.
EXT. CICUE, extrait de ciguë.
EXT. CICUT. C. F., *extractum cicutæ cum fæcula*, extrait de ciguë avec la fécule.
EXT. CIGUË, extrait de ciguë.
EXT. CINCHO., *extractum cinchonæ*, extrait de quinquina.
EXT. COCH.; EXT. COCHLEA.; EXT. COCHLEARIÆ, *extractum cochleariæ*, extrait de cochléaria.
EXT. COLOC. C., *extractum colocynthidis compositum. seu catharticum, seu catholicum*, pilules d'aloès et de coloquinte.
EXT. CROCI, *extractum croci*, extrait de safran.
EXT. CROT. (*sic*) SALICIS, faute pour EXT. CORT. SALICIS, *extractum corticis salicis*, extrait, d'écorce de saule.
EXT. D'ABSINT.; EXT. D'ABSINTE; EXT. D'ABSINTH.; EXT. D'ABSINTHE, extrait d'absinthe.
EXT. D'ACONIT, extrait d'aconit.
EXT. D'AGARIE (*sic*), extrait d'agaric blanc.
EXT. D'ALOÈS, extrait d'aloès.
EXT. D'ARISTOLO., extrait d'aristoloche.
EXT. D'ARMOISE, extrait d'armoise.
EXT. D'ARNICA, extrait d'arnica,
EXT. D'ELATERIUM, extrait d'élatérium ou concombre sauvage.
EXT. D'ELLÉBORE N., extrait d'ellébore noir.
EXT. D'ENULA C.; EXT. D'ENULA CAMPANA, extrait d'*enula campana*, extrait d'aunée.
EXT. D'HELL. N., extrait d'ellébore noir.
EXT. D'HOUBL., extrait de houblon.
EXT. D'OPIUM, extrait d'opium.
EXT. D'OPIUM G., extrait d'opium gommeux.
EXT. DATUR., *extractum daturæ*, extrait de pomme épineuse.
EXT. DE BALLAD. (*sic*), extrait de belladone.
EXT. DE BELLAD.; EXT. DE BELLADONE, extrait de belladone.
EXT. DE BOURACHE; EXT. DE BOURRACH.; EXT. DE BOURRACHE, extrait de bourrache.
EXT. DE CASSE, extrait de casse.
EXT. DE CENTAURÉ.; EXT. DE CENTAURÉE, extrait de centaurée.
EXT. DE CHAMÆP., extrait de *chamæpitys*, extrait d'ivette.
EXT. DE CHAR. B.; EXT. DE CHARDON BENIT, extrait de chardon bénit.
EXT. DE CHICORÉE; EXT. DE CHICORÉE S., extrait de chicorée sauvage.
EXT. DE CIGUË, extrait de ciguë.
EXT. DE COCHLÉ., extrait de cochléaria.
EXT. DE COLOQ., extrait de coloquinte.
EXT. DE CONCOMB.; EXT. DE CONCOMBRE, extrait de concombre.

EXT. DE D. AMÈRE, extrait de douce-amère.
EXT. DE FIEL DE B., extrait de fiel de bœuf.
EXT. DE FUMET.; EXT. DE FUMETER.; EXT. DE FUMETERRE, extrait de fumeterre.
EXT. DE GAIAC, extrait de gaïac.
EXT. DE GENIÉ.; EXT. DE GENIEURE; EXT. DE GENIEV ; EXT. DE GENIEVRE, extrait de genièvre.
EXT. DE GENTIA.; EXT. DE GENTIANE, extrait de gentiane.
EXT. DE HOUBLON, extrait de houblon.
EXT. DE IALAP, extrait de jalap.
EXT. DE LAITUE V., extrait de laitue vireuse.
EXT. DE MENYANT., extrait de ménianthe ou trèfle d'eau.
EXT. DE N. VOMIQ., extrait de noix vomique.
EXT. DE NICOTIA., extrait de nicotiane, extrait de tabac.
EXT. DE NOIX, extrait de noix.
EXT. DE NULA CAP. (*sic*), extrait d'*enula campana*, extrait d'aunée.
EXT. DE QUINQ. M., extrait de quinquina mou.
EXT. DE QUINQ. S., extrait du quinquina sec.
EXT. DE QUINQUINA, extrait de quinquina.
EXT. DE RATANH., extrait de ratanhia,
EXT. DE RUBARB.; EXT. DE RUBARBE, extrait de rhubarbe.
EXT. DE SAPONAIR.; EXT. DE SAPONAIRE, extrait de saponaire.
EXT. DE SCAB.; extrait de scabieuse.
EXT. DE SÉNÉ, extrait de séné.
EXT. DE SIGNE (*sic*), faute pour EXT. DE CIGUË, extrait de ciguë.
EXT. DE SUREAU, extrait de sureau.
EXT. DE TRÈFLE D., extrait de trèfle d'eau ou ménianthe.
EXT. DE VALÉRIANE, extrait de valériane.
EXT. DENTIFRIC., extrait dentifrice.
EXT. DIGIT., extrait de digitale.
EXT. DOUCE A., extrait de douce-amère.
EXT. DULCAM.; EXT. DULCAMA.; EXT. DULCAMAR.; EXT. DULCAMARÆ; EXT. DULC. AMARÆ, extrait de douce-amère.
EXT. ELATER.; EXT. ELATERII, extrait d'élatérium ou concombre sauvage.
EXT. ELIX. DE GARUS, extrait d'élixir de Garus.
EXT. ELLEBOR. NIGR.; EXT. ELLEBORI, *extractum ellebori nigri*, extrait d'ellébore noir.
EXT. ENULÆ CAM.; EXT. ENULÆ CAMP., *extractum enulæ campanæ*, extrait d'aunée.
EXT. ERYNGII, *extractum eryngii*, extrait de panicaut.
EXT. EVPATORŸ, *extractum eupatorii*, extrait d'eupatoire.
EXT. FEL. BOVIN.; EXT. FELIS BOV., *extractum felis bovini*, extrait de fiel de bœuf.
EXT. FIEL DE B., extrait de fiel de bœuf.
EXT. FLEURS D'ORANG., extrait de fleurs d'oranger.
EXT. FRAGARIÆ, *extractum fragariæ*, extrait de fraisier.
EXT. FUMAR.; EXT. FUMAR. O.; EXT. FUMARIÆ, *extractum fumariæ officinalis*, extrait de fumeterre officinale.
EXT. FUMETER., extrait de fumeterre.
EXT. G. DE SCAM., extrait gommeux de scammonée, résine ou magistère de scammonée.
EXT. GALLII, *extractum galii*, extrait de caille-lait.
EXT. GENTIAN.; EXT. GENTIANÆ, *extractum gentianæ*, extrait de gentiane.
EXT. GENTIANE, extrait de gentiane.
EXT. GG. JALAPPÆ, *extractum gummosum jalappæ*, extrait gommeux de jalap.
EXT. GLYCYR., *extractum glycyrrhizæ*, extrait de réglisse.
EXT. GRATIOLÆ, *extractum gratiolæ*, extrait de gratiole.
EXT. GRATIOSÆ (*sic*), faute pour EXT. GRATIOLÆ, extrait de gratiole.
EXT. GRAMINIS, *extractum graminis*, extrait de chiendent.
EXT. GUAJACI; EXT. GUAYACI, *extractum guaiaci*, extrait de gaïac.
EXT. HELENII, *extractum helenii*, extrait d'aunée.
EXT. HELLEB. C. VINO, *extractum hellebori cum vino*, extrait vineux d'ellébore noir.
EXT. HELLEB. NIGR.; EXT. HELLE-

BORI N., *extractum hellebori nigri*, extrait d'ellébore noir.

EXT. HYOSC. N., *extractum hyoscyami nigri*, extrait de jusquiame noire.

EXT. HYOSCIJ.; EXT. HYOSCY., *extractum hyoscyami*, extrait de jusquiame.

EXT. HYSSOPI, *extractum hyssopi*, extrait d'hysope.

EXT. JALAP.; EXT. JALAPÆ; EXT. JALAPPÆ, *extractum jalappæ*, extrait de jalap.

EXT. JALAPÆ GUM., *extractum jalappæ gummosum*, extrait gommeux de jalap.

EXT. JUGLANT. (*sic*), *extractum juglandis*, extrait de noix.

EXT. JUNIP.; EXT. JUNIPER.; EXT. JUNIPERI, *extractum juniperi*, extrait de genièvre.

EXT. JUSQUIAME, extrait de jusquiame.

EXT. KINÆ; EXT. KINÆ KIN.; EXT. KINÆ KINÆ, *extractum chinæ chinæ*, extrait de quinquina.

EXT. LACT.; EXT. LACTUCÆ, *extractum lactucæ*, extrait de laitue.

EXT. LACT. VIR., *extractum lactucæ virosæ*, extrait de laitue vireuse.

EXT. LAPATHI, *extractum lapathi*, extrait de patience.

EXT. LAUDAN. OP., *laudanum opiatum*, extrait d'opium safrané.

EXT. LIQUIRITIA (*sic*); EXT. LIQUIRITIÆ, *extractum liquiritiæ*, extrait de réglisse.

EXT. LUPULI, *extractum lupuli*, extrait de houblon.

EXT. MATRICAR., *extractum matricariæ*, extrait de matricaire.

EXT. MELISSÆ, *extractum melissæ*, extrait de mélisse.

EXT. MELISSE, extrait de mélisse.

EXT. MENTHÆ, *extractum menthæ*, extrait de menthe.

EXT. MENYAN. TR., *extractum minyantheos trifoliati*, extrait de ménianthe ou trèfle d'eau.

EXT. MYRRHÆ, *extractum myrrhæ*, extrait de myrrhe.

EXT. NAPELLI, *extractum napelli*, extrait d'aconit napel.

EXT. NAPHÆ, *extractum naphæ*, extrait de naffe, extrait de fleurs d'oranger.

EXT. OPII, *extractum opii*, extrait d'opium.

EXT. OPII ANOD., *extractum opii anodynum*, extrait anodin.

EXT. OPII GOM. (*sic*); EXT. OPII GUMMOS., *extractum opii gummosum*, extrait gommeux d'opium.

EXT. OPII PER D., *extractum opii per digestionem*, extrait d'opium préparé par une longue digestion.

EXT. OPIUM GO., extrait d'opium gommeux.

EXT. PANCHI.; EXT. PANCHYM.; EXT. PANCHYMAGOGUM, *extractum panchymagogum*, extrait panchymagogue.

EXT. PAPAV. ALB., *extractum papaveris albi*, extrait de pavot blanc.

EXT. PARIETAR.; EXT. PARIETARIÆ, *extractum parietariæ*, extrait de pariétaire.

EXT. PATIENCE, extrait de patience, *Rumex Patientia* L.

EXT. PERSICAR., *extractum persicariæ*, extrait de persicaire.

EXT. PETROS., *extractum petroselini*, extrait de persil.

EXT. 4. LIG. SUDORIF., *extractum quatuor lignorum sudoriferorum*, extrait des quatre bois sudorifiques : salsepareille, gaïac, squine et sassafras.

EXT. QUINÆ, *extractum quinæ*, extrait de quinquina.

EXT. QUINQUINA, extrait de quinquina.

EXT. RATANH., *extractum ratanhiæ*, extrait de ratanhia.

EXT. REI (*sic*), *extractum rhei*, extrait de rhubarbe.

EXT. RHABARB.; EXT. RHABARBARI, *extractum rhabarbari*, extrait de rhubarbe.

EXT. RHEI, *extractum rhei*, extrait de rhubarbe.

EXT. RHUBARBE, extrait de rhubarbe.

EXT. ROSARUM, *extractum rosarum*, extrait de roses.

EXT. ROSMARINI, *extractum roris marini*, extrait de romarin.

EXT. RUDII, *extractum Rudii*, extrait de Rudius, pilules de Rudius.

EXT. RUTÆ, *extractum rutæ*, extrait de rue.

EXT. SABINÆ, *extractum sabinæ*, extrait de sabine.

EXT. SAF. ORI., extrait de safran oriental.

EXT. SALSAPARIL., *extractum salsaparillæ*, extrait de salsepareille.

EXT. SAMBUCI, *extractum sambuci*, extrait de sureau.

EXT. SAPON.; EXT. SAPONAR.; EXT. SAPONARIÆ, *extractum saponariæ*, extrait de saponaire.

EXT. SCABIOSÆ, *extractum scabiosæ*, extrait de scabieuse.

EXT. SCILLÆ, *extractum scillæ*, extrait de scille.

EXT. SCILLE, extrait de scille.

EXT. SCORDII, *extractum scordii*, extrait de scordium.

EXT. SCORDIUM, extrait de scordium.

EXT. SCYLLÆ, *extractum scillæ*, extrait de scille.

EXT. SENÆ; EXT. SENNÆ, *extractum sennæ*, extrait de séné.

EXT. SOLANI SCAND., *extractum solani scandentis*, extrait de douce-amère.

EXT. STRAM.; EXT. STRAMON.; EXT. STRAMONII, *extractum stramonii*, extrait de stramoine ou pomme épineuse.

EXT. STRYC. N. V., *extractum strychni nucis vomicæ*, extrait de noix vomique.

EXT. TANACET.; EXT. TANACETI, *extractum tanaceti*, extrait de tanaisie.

EXT. TARAX.; EXT. TARAXACI, *extractum taraxaci*, extrait de pissenlit.

EXT THYMI, *extractum thymi*, extrait de thym.

EXT. TORMENT., *extractum tormentillæ*, extrait de tormentille.

EXT. TRIFO. FI.; EXT. TRIFOL. FIBR.; EXT. TRIFOLII FI.; EXT. TRIFOLII FIBRI., *extractum trifolii fibrini*, extrait de ménianthe ou trèfle d'eau.

EXT. TRIFOLI.; EXT. TRIFOLII, *extractum trifolii fibrini*, extrait de ménianthe ou trèfle d'eau.

EXT. TUSSILAGINIS, *extractum tussilaginis*, extrait de pas-d'âne.

EXT. VALER.; EXT. VALERIA.; EXT. VALERIAN.; EXT. VALERIANÆ, *extractum valerianæ*, extrait de valériane.

EXT. VALÉRIANE, extrait de valériane.

EXT VINCETOX., *extractum vincetoxici*, extrait de dompte-venin.

EXTR.; EXTRA.; EXTRAC.; EXTRACT., abréviations pour *extractum* et *extrait*. Voir les inscriptions commençant par EXT.

EXTRACT. DE PAPAVER. RUB., *extractum de papavere rubro, seu rhœade*, extrait de coquelicot.

EXTRACTUM. Voir les inscriptions commençant par EXT.

EXTRACTUM AMARUM, extrait amer.

EXTRAICT DE CONFECTION GNALLE (*sic*), extrait de confection générale. Le catholicon double était encore appelé *confectio universalis*.

EXTRAICT DE GENIEURE, extrait de genièvre.

EXTRAICT DE L'ENTERIUM (*sic*), extrait d'élatérium ou concombre sauvage.

EXTRAICT DE RAISINE DE IALAP, extrait de résine de jalap.

EXTRATUM (*sic*) JUNIPERI, *extractum juniperi*, extrait de genièvre.

F

F[rs] ROSES DE PROVENCE (*sic*), fleurs roses de Provins, roses de Provins.

FEL BOVINUM, fiel de bœuf.

FILONI. ROMAN. (italien), électuaire *philonium romanum*.

FLEUR DE SOUFFRE; FLEURS DE SOUFRE, soufre sublimé.

FLOR. CHAMO., *flores chamomillæ*, fleurs de camomille.

FOENICULI, inscription incomplète. Sur une bouteille, elle doit être précédée de A. (*Aqua fœniculi*, eau de fenouil); sur une chevrette, de O. (*Oleum fœniculi*, huile de fenouil) ou de S. (*Syrupus fœniculi*, sirop de fenouil).

FOL. LUNARIÆ, *folia lunariæ*, feuilles de lunaire.

FR. TAMARIND.; FRUCT. TAMARIND.; FRUCTUS TAMARIND.; *fructus tamarindorum*, tamarins.

G

G., abréviation des mots : latin, *gummi*; français, *gomme* et *graisse*.

G. ASSEFETID., *gummi assæ fœtidæ*, asa fœtida.

G. EUPHOZ B. (*sic*), *gummi euphorbii*, euphorbe.

G. HED. TERR., faute pour C. HED.

TERR., *conserva hederæ terrestris*, conserve de lierre terrestre. Il existait une *gomme de lierre*, que l'on récoltait sur le tronc des vieux lierres en arbre, dans le midi de l'Europe et le nord de l'Afrique; les apothicaires l'appelaient *gummi hederæ*.
G. LACCÆ, *gummi laccæ*, gomme laque.
G. VIPÈRES, graisse de vipères.
GALANG., galanga. On employait trois racines de ce nom : le grand, le petit et le faux galanga.
GLOB. TART. MART., *globuli tartari martiati*, boules de Nancy, boules de Mars, boules d'acier, boules martiales.
GOM. ADRAGANTE, gomme adragante.
GRASO DANETRA (italien), *grasso d'anetra*, graisse de canard.
GU. SARCOCOLLÆ, *gummi sarcocollæ*, sarcocolle.
GUM. AMMONIAC., *gummi ammoniacum*, gomme ammoniaque.
GUM. GALB., *gummi galbanum*, galbanum.
GUM. TRAGACAN.; GUM. TRAGAC ANTH., *gummi tragacanthæ*, gomme adragante.
GUMM. AMMO., *gummi ammoniacum*, gomme ammoniaque.

H

H., abréviation pour *huile*.
H• CARD. BEN., *herba cardui benedicti*, herbe de chardon bénit.
H. D'AMANDES DOUCES, huile d'amandes douces.
H. D'ANET, huile d'aneth.
H. D'HYPERICUM, huile de millepertuis.
H. DE CAMOMILLE, huile de camomille.
H. DE CASTOR, huile de castor, huile de castoréum. Les apothicaires appelaient le castoréum, *castor*.
H. DE LAURIER, huile de laurier.
H. DE LIN, huile de lin.
H. DE LIS, huile de lis.
H. DE LORIER, huile de laurier.
H. DE PETITS CHIENS, huile de petits chiens.
H. MUSCADE, huile de muscade.
H. PALME, huile de palme.
H. PETROL. N., huile de pétrole noire.
H. ROSAT, huile rosat.
HELLEB. NIG., *helleborus niger*, ellébore noir.
HERB. 9• VERM., *herba contra vermes*, herbe aux vers, tanaisie.
HIERA DIACOLOC.; HIERA DIACOLOCINTHIDOS, *hiera diacolocynthidos*, hière dont la coloquinte était la base.
HIERA PICRA, hière picre, hière amère.
HIERA PICRA GALENI, hière picre de Galien.
HIERA PICRA S., *hiera picra simplex*, hière picre simple.
HIERA PIERA (*sic*) DE GALIEN, hière picre de Galien.
HUILE DAMANDE, huile d'amande.
HUILE DE BEAUME. La *Pharmacopée universelle* de Nicolas Lemery (Paris, 1697, p. 874) contient deux formules d'*oleum balsami* : l'une de Mynsicht, l'autre de Pietro d'Abano.
HUILE DE SCORPIONS.
HUILLE D'ANETH, huile d'aneth.
HUILLE DE LIS; HUILLE DE LISE (*sic*), huile de lis.
HUILLE DE MILLE PERTUIS, huile de millepertuis.
HUILLE DE NOIX, huile de noix.
HUILLE ROSAT, huile rosat.
HVILLE D. LYS, huile de lis.

I

IALAP, jalap.
IRRIS DEFLO., iris de Florence.
IVIVBÆ, *jujubæ*, jujubes.

K

KINORHODON, cynorrhodon, grattecul.

L

LACRYM. TERER. (*sic*) CYPR., *lacrymæ terebenthinæ cypriæ*, larmes de térébenthine de Chypre ou de Chio.
LAP. ADMIR., *lapis admirabilis*, pierre admirable. La composition de cette pierre est donnée dans le *Cours de chymie* de Nicolas Lemery (9• édition, Paris, 1701, p. 429).
LAP. DIVINUS, *lapis divinus*, pierre divine, sulfate de cuivre alumineux.
LAP. LAZU., *lapis lazuli*, lazuli, pierre d'azur, outremer.

LAP. SAPHIR. PP., *lapis sapphirus præparatus*, saphir préparé, saphir pulvérisé.

LAREINE DESPRE. Cette inscription se trouve sur une bouteille de faïence qui contenait de l'*eau de reine des prés*.

LATVCE QDITE (italien), *lattuce condite*, laitues confites.

LAUD. LIQ. SYD., *laudanum liquidum Sydenhami*, laudanum de Sydenham.

LAUD OP., *laudanum opiatum*, extrait d'opium safrané.

LENIT. FIN; LENITIF F.; LENITIF FIN, électuaire lénitif.

LENITIF A CLISTER, électuaire lénitif pour clystères.

LENITIVUM, électuaire lénitif.

LI. CALCICUM, *linimentum calcis seu calcicum*, liniment calcaire, liniment oléo-calcaire.

LIGNUM SASSAFRAS, bois de sassafras.

LINIM. ARCÆI (anglais), *linimentum Arcæi*, baume d'Arcéus.

LIQ. C. C. SUCC., *liquor cornu cervi succinatus*, esprit de corne de cerf succiné.

LOC. D. POLM. VOL. (italien), *lohoc di polmone di volpe*, lok ou looch de poumon de renard.

LOCH. D. PAPAVERO (italien), *lohoc di papavero*, lok ou looch de pavot.

LOCH. D. PINO (italien), *lohoc di pino*, lok ou looch de pignons.

LOHOCH. E PULMONE VULPIS; LOHOCH. E. PVLM. VVLP., lok ou looch de poumon de renard.

LOHOCH. YVNIPERI, *lohoch juniperi*, lok ou looch de genièvre.

LUNITIF, faute pour *lénitif* (V. LENIT.).

LUPINI, des lupins.

M

M., abréviation pour les mots : latins, *mel*, *medulla* et *mundificativum*; français, *miel*, *moëlle* et *mondificatif*.

M. ANTHOS., *mel anthosatum*, miel anthosat, miel de romarin.

M. BŒUF, moëlle de bœuf.

M. CERF, moëlle de cerf.

M. COM., *mel commune*, miel commun.

M. CRURIS VITULI, *medulla cruris vituli*, moëlle de veau.

M. CUCUM., *mel cucumerinum*, miel de concombre sauvage, miel d'élatérium.

M. DE APIO, *unguentum mundificativum de apio*, mondificatif d'ache.

M. DE NARBONNE, miel de Narbonne.

M. DE NYMPHE (*sic*), *mel de nymphæâ* miel de nénufar.

M. ELATERIUM, miel d'élatérium, miel de concombre sauvage.

M. MERCUPI. (*sic*), faute pour M. MERCURI., *mel mercurialis*, miel de mercuriale.

M. MERCURIAL, miel mercurial, miel de mercuriale.

M. MERCURIALE, *mel mercuriale* des apothicaires, *mel mercurialis*, miel de mercuriale, dit par les apothicaires miel mercurial.

M. MERCURRIAL, faute pour M. MERCURIAL, miel mercurial, miel de mercuriale.

M. MERE. (*sic*), faute pour M. MERC., *mel mercurialis*, miel de mercuriale.

M. NARB., *mel Narbonense*, miel de Narbonne.

M. NARBON ENCIS (*sic*), M. NARBONENSE, *mel Narbonense*, miel de Narbonne.

M. NIMPHEÆ, *mel nymphææ*, miel de nénufar.

M. ROMARIN, miel de romarin.

M. ROSAT.; M. ROSATUM, *mel rosatum*, miel rosat.

M. TRIDAT. (*sic*), faute pour MITRIDAT, mithridate.

M. VIOLARUM, *mel violarum*, *mel violatum*, miel violat.

M. VIOLAT, miel violat.

M. VIOLAT.; M.VIOLATU.; M.VIOLATUN (*sic*), *mel violatum*, miel violat.

MAGNESIE ANC. (*sic*), faute pour MAGNESIE ANG., magnésie anglaise.

MAGNESIE ANG., magnésie anglaise, sous-carbonate de magnésie.

MAGNESIE BLA., magnésie blanche, sous-carbonate de magnésie.

MANE EN SORTE, manne en sorte.

MANE GRASSE, manne grasse.

MANNA, manne.

MANNE.

MANNE EN LARMES.

MANNE GRASSE.

MARM. DE TRONCH., marmelade de Tronchin.

MEᵃ. ROSTᵒ. ZVCᵒ. SVLᵃ. (italien),

mele rosato zuccarino solutivo, miel rosat sucré solutif.

MED. BOV., *medulla bovis*, moëlle de bœuf.

MEL ANTHOS., *mel anthosatum*, miel anthosat, miel de romarin.

MEL COMMUN., *mel commune*, miel commun.

MEL CUCUM., *mel cucumerinum*, miel de concombre sauvage, miel d'élatérium.

MEL DIANVCVM, *mel dianucum, seu rob nucum, dianucum dictum, seu diacaryon*, rob de noix.

MEL ELATERIUM, miel d'élatérium, miel de concombre sauvage.

MEL MERCUR.; MEL MERCVRIALE, *mel mercurialis*, miel de mercuriale.

MEL NARBON.; MEL NARBONEN.; MEL NARBONENS., *mel Narbonense*, miel de Narbonne.

MEL ROSAR., *mel rosarum*, miel rosat.

MEL. ROSATO (italien), *mele rosato*, miel rosat.

MEL ROSATUM; MEL ROSATVM, miel rosat.

MEL. VIOLATO (italien), *mele violato*, miel violat.

MEL VIOLATUM; MEL VIOLATVM, miel violat.

MELISSÆ (*sic*). A cette inscription mise sur une bouteille, il manque A., *aqua melissæ*, eau distillée de mélisse.

MELISSE. Cette inscription, mise sur une bouteille de faïence, doit être lue E. DE MELISSE, eau de mélisse.

METRID. DEM. (*sic*), *mithridatium Damocratis*, mithridate de Damocrate.

METRIDAT.; METRIDATIUM, *mithridatium*, mithridate.

MIE. BLANC; MIEL BLANC, miel blanc, miel vierge.

MIEL BRUN, miel commun.

MIEL DE CHICORÉE.

MIEL DE MIL. FLEURS.

MIEL DE NARBON.; MIEL DE NARBONE; MIEL DE NARBONNE.

MIEL DE NENUPHAR.

MIEL JAUNE.

MIEL MERCURI.; MIEL MERCURIAL, miel de mercuriale.

MIEL NARBONNE, miel de Narbonne.

MIEL ROSAR (*sic*), faute pour MIEL ROSAT.

MIEL ROSAT; MIEL ROZAT, miel rosat.

MIEL VIOLAT.

MIR. CITRINO (italien et espagnol), *mirabolano citrino*, myrobolan ou myrobalan citrin.

MIRAB. CITRIN. (italien); MIRABOL. CITR. (italien), *mirabolani citrini*, myrobolans ou myrobalans citrins.

MIROBAL. OES, *mirobalani omnes*, tous les myrobalans : chébules, bellirics, citrins, indiques et emblics.

MIRRHA, myrrhe.

MITHRIDATE.

MITHRIDATIVM, mithridate.

MITHRIDATU., *mithridatum seu mithridatium*, mithridate.

MITHRIDIS DEMOCRATIS (*sic*). Inscription incomplète et fautive, qu'il faut lire CONFECTIO MITHRIDATIS DAMOCRATIS, mithridate de Damocrate.

MITHRITATIUM (*sic*), *mithridatium*, mithridate.

MITRIDA.; MITRIDAT., mithridate.

MITRIDATO DANDROM^{co} (italien), mithridate d'Andromaque, thériaque d'Andromaque.

MITRIDATUM, mithridate.

ML. DE NARBONNE, miel de Narbonne.

MONDIFIC. D., onguent mondificatif d'ache.

MOSCHUS, musc.

MOVTARDE FINE.

MUNDIFICATINUM (*sic*) DE APIO, onguent mondificatif d'ache.

MVNDIFICAT. DE APIO, *mundificativum de apio*, onguent mondificatif d'ache.

MYROL. (*sic*) COND., *myrobalani conditi*, myrobolans confits.

MYTRIDATIUM, *mithridatium*, mithridate.

N

NACRE DE PERLES, nacre de perles préparées, c'est-à-dire réduites en poudre impalpable.

NUX CUPPRESS., *nux cupressi*, galbule ou noix de cyprès.

O

O., abréviation pour les mots : latins *oleum* et *opiata*; italien, *olio*; français, *onguent*. Sur une chevrette, O. est mis pour *oleum* ou pour *olio* ; sur un pot à canon, O. est mis pour *onguent*; sur un vase à thériaque, O. est mis pour *opiata*.

O. ABSINTHI.; O. ABSINTHII, *oleum absinthii*, huile d'absinthe.

O. AEGIPTIAC, onguent égyptiac.

O. ANET.; O. ANETHI; O. ANETHINUM, *oleum anethi*, *oleum anethinum*, huile d'aneth.

O. AUETHY (*sic*), faute pour O. ANETHI, *oleum anethi*, huile d'aneth.

O. AVELLAN., *oleum avellanarum*, huile de noisettes.

O. AVETHINI, faute pour O. ANETHINUM, *oleum anethinum*, huile d'aneth.

O. BASILICUM, onguent basilicum.

O. BELLAD., *oleum belladonæ*, huile de belladone.

O. BLANC RHAZIS, onguent blanc de Rhazès, vulgairement appelé *blanc-raisin*,

O. BRYONNIÆ, *oleum bryoniæ*, huile de bryone.

O. CAMOMEL ; O. CAMOMIL., *oleum camomellæ seu camomillæ*, huile de camomille. *Camomella* et *camomilla* sont des noms de basse latinité.

O. CAP PANIM (*sic*), faute pour O. CAPPARUM, *oleum capparum*, huile de câpres.

O. CAPPARIBUS (*sic*), faute pour O. DE CAPPARIBUS, *oleum de capparibus*, huile de câpres.

O. CAPPARUM, *oleum capparum*, huile de câpres.

O. CASTOR., *oleum castorei*, huile de castor, huile de castoréum.

O. CATELLORUM, *oleum catellorum*, huile de petits chiens.

O. CHAMAMELINUM (*sic*), faute pour O. CHAMÆMELINUM, *oleum chamæmelinum*. huile de camomille.

O. CHAMOMIL., *oleum chamomillæ*, huile de camomille.

O. CITRIN, onguent citrin.

O. CYTHONIOR. (*sic*), *oleum cydoniorum*, huile de coings.

O. D'ALTEA; O. D'ALTHEA, onguent d'althæa, *dialtee* de l'*Antidotaire Nicolas* (Paris, 1896, p. 58).

O. DASSICAT. (*sic*) R., onguent dessiccatif rouge.

O. DE CAPPARIB., *oleum de capparibus*, huile de câpres.

O. DE LA MERE, onguent de la mère.

O. DE PETITS CHIENS, onguent ou baume de petits chiens, plus connu sous le nom d'huile de petits chiens.

O. DE STORAX (*sic*), O. DE STYRAX, onguent de styrax.

O. DESSICATIF R., onguent dessiccatif rouge.

O. DI SCORPION. (italien), *olio di scorpione*, huile de scorpion.

O. ENULATUM, *oleum enulatum*, huile d'aunée.

O. FŒNICULI, *oleum fœniculi*, huile de fenouil.

O. GENISTÆ, *oleum genistæ*, huile de genêt.

O. HIPERICI SIMPL., *oleum hyperici simplex*, huile de millepertuis simple.

O. HYPER.; O. HYPERIC.; O. HYPERICI, *oleum hyperici*, huile de millepertuis.

O. HYRUNDIN., *oleum hirundinum*, huile d'hirondelles.

O. IRINO (italien), *olio irino*, huile d'iris.

O. LAUR.; O. LAURI.; O. LAURIN., *oleum laurinum*, huile de laurier.

O. LAVENDUL., *oleum lavandulæ*, huile de lavande.

O. LILIOR.; O. LILIORUM, *oleum liliorum*, huile de lis.

O. LUMBRIC.; O. LUMBRICOR.; O. LUMBRICORUM, *oleum lumbricorum*, huile de vers de terre.

O. MARJOLAINE, onguent de marjolaine.

O. MASTICH.; O. MASTICHINVM, *oleum mastichinum*, huile de mastic.

O. MASTICHIMIM (*sic*), faute pour O. MASTICHINUM, *oleum mastichinum*, huile de mastic.

O. MENTHÆ, *oleum menthæ*, huile de menthe.

O. MUNDIFICATIF, onguent mondificatif.

O. NICOTIAN, sur une chevrette, signifie *oleum nicotianæ*, huile de tabac; sur un pot à canon, *onguent de nicotiane*.

O. NUCUM, *oleum nucum*, huile de noix.

O. OLIVAR.; O. OLIVAR. OPTIM., *oleum olivarum optimum*, huile d'olives excellente, de première qualité.

O. P. ENEM., *oleum pro enematibus*, huile pour lavements.

O. PETROLÆ (*sic*), *oleum petræ*, *petroleum*, pétrole.

O. POPULEUM, onguent populéum.

O. RHUTÆ, *oleum rutæ*, huile de rue.

O. ROSAT., sur une chevrette, signifie *oleum rosatum*, huile rosat, huile de roses; sur un pot à canon signifie *onguent rosat*.

O. ROSATO (italien), *olio rosato*, huile rosat, huile de roses.

O. ROSATUM, *oleum rosatum*, huile rosat, huile de roses.

O. RUTÆ; O. RUTHÆ; O. RVTÆ, *oleum rutæ*, huile de rue.

O. SALOMONIS, *opiata Salomonis*, opiat de Salomon.

O. SCARABÆOR., *oleum scarabeorum*, huile de scarabées.

O. SCORPION. M., *oleum scorpionum Mesuæ*, huile de scorpions de Mésué.

O. SEPT. FLORUM, *oleum septem florum*, huile des sept fleurs : camomille, violettes, sureau, roses, lis, bouillon blanc et rose trémière.

O. SYPERICY (*sic*), faute pour O. HYPERICY, *oleum hyperici*, huile de millepertuis.

O. TABAC., *oleum tabaci*, huile de tabac.

O. VILARUM, faute pour O. VIOLARUM, *oleum violarum*, huile de violettes.

O. VULPIN.; O. VULPINUM, *oleum vulpinum*, huile de renard.

O. YRINO (italien), *olio irino*, huile d'iris.

OL. AMIG. D., *oleum amygdalarum dulcium*, huile d'amandes douces.

OL. AVELLAN., *oleum avellanarum*, huile de noisettes.

OL. BEEN (italien), *olio di been*, huile de béhen.

OL. BERGAM., huile de bergamote.

OL. CATELLO., *oleum catellorum*, huile de petits chiens.

OL. CATIL', faute pour OL. CATEL'., *oleum catellorum*, huile de petits chiens.

OL. CYDON., *oleum cydoniorum*, huile de coings.

OL. DAVEL. (italien), *olio d'avellane*, huile de noisette.

OL DE NOCE (italien), *olio de noce*, huile de noix.

OL. DE NUC. MYR., *oleum de nuce myristicâ*, huile de noix muscade.

OL. DI SCORPIO. (italien), *olio di scorpione*, huile de scorpion.

OL. E. BACC. LAURI, *oleum e baccis lauri*, *oleum laurinum*, huile de laurier.

OL. HIPERICI, *oleum hyperici*, huile de millepertuis.

OL. HYOSCIAM., *oleum hyoscyami*, huile de jusquiame.

OL. HYPERICY, *oleum hyperici*, huile de millepertuis.

OL. LACERTO., *oleum lacertorum*, huile de lézards.

OL. LAURI.; OL. LAURIN., *oleum laurinum*, huile de laurier.

OL. LAVRI, *oleum lauri*, huile de laurier.

OL. LIL. ABL. (*sic*); OL. LILIORU. ALBORUM; OL. LILL. ALB., *oleum liliorum alborum*, huile de lis.

OL. LUMB. T.; OL. LUMBRICORUM, *oleum lumbricorum terrestrium*, huile de vers de terre.

OL. MASTIC., *oleum mastichinum*, huile de mastic.

OL. MUCAGIN., *oleum mucaginum*, huile de mucilages.

OL. NUC. V., *oleum nucum virgo*, huile de noix vierge.

OL. NUCON. (*sic*), faute pour OL. NUCUM, *oleum nucum*, huile de noix.

OL. OVORUM, *oleum ovorum*, huile d'œufs.

OL. PA. ALBI, *oleum papaveris albi*, huile de pavot, huile d'œillette.

OL. PALM.; OL. PALMÆ, *oleum palmæ*, huile de palme.

OL. 4. S. FRIGI., *oleum quatuor seminum frigidorum*, *oleum seminum quatuor frigidorum majorum*, huile des quatre semences froides majeures : courge, citrouille, melon et concombre.

OL. R. MARINI, *oleum roris marini*, huile de romarin.

OL. ROSATI (*sic*), faute pour OL. ROSATUM, *oleum rosatum*, huile rosat.

OL. RUT., *oleum rutæ*, huile de rue.

OL. SOLAN., *oleum solani*, huile de morelle.

OL. SPICÆ, *oleum spicæ*, huile d'aspic, huile de spic.

OL. STRAM., *oleum stramonii*, huile de pomme épineuse.

OL. T. CACAO, *oleum theobromæ cacao*, huile de cacao, beurre de cacao.

OL. ULPINO (italien), *olio volpino*, huile de renard.

OL. VIOL.; OL. VIOLARVM, *oleum violarum seu violatum*, huile violat.

OLEI (*sic*) LILIORU. ALBORUM, faute pour OLEUM LILIORU. ALBORUM, *oleum liliorum alborum*, huile de lis blancs.

OLEUM É BACC. LAURI, *oleum é baccis lauri*, huile de laurier.

OLEUM HYOSCIAM., *oleum hyoscyami*, huile de jusquiame.

OLEUM LAURI; OLEUM LAURINUM, huile de laurier.

OLEUM LAURINI (*sic*), faute pour OLEUM LAURINUM, huile de laurier.

OLEUM PALMÆ, huile de palme.

OLEUM STRAM., *oleum stramonii*, huile de pomme épineuse.

OLI. DI SCORPIO. (italien), *olio di scorpione*, huile de scorpion.

OLIO. DI. NOCE. MOSCA" (italien), huile de noix muscade.

OLIO. IRINO (italien), huile d'iris.

OLL. BEEN (italien), *olio di been*, huile de béhen.

ONG : ÆGYPTIAC, onguent égyptiac.

ONG. BASELICUM (*sic*), faute pour ONG. BASILICUM, onguent basilicum, appelé aussi basilic ou basilique.

ONG. BASILIC; ONG. BASILICUM; ONG. BASILIQUE, onguent basilicum, dit aussi basilic et basilique.

ONG. BL. RAISIN, onguent blanc-raisin, nom vulgaire de l'onguent blanc de Razès.

ONG. BL. RAS.; ONG. BLANC DE RASIS; ONG^t. BLANQ. RHAZ.; ONG^t. BLANQ. PHAZ (*sic*), onguent blanc de Razès, vulgairement appelé *blanc-raisin*.

ONG. BLANC, onguent blanc.

ONG. BRUN, onguent brun.

ONG. CIGUË, onguent de ciguë.

ONG. CITRIN, onguent citrin.

ONG. D'AGRIPPA, onguent d'Agrippa.

ONG. D'ALHEA (*sic*), faute pour ONG. D'ALTHÆA, onguent d'althæa.

ONG. D'ALTEA, onguent d'althæa.

ONG. D'ALTHÆA; ONG. D'ALTHEA; ONG. D'ALTHŒA, onguent d'althæa.

ONG. D'ARCÆUS; ONG. D'ARCŒUS, onguent d'Arcæus.

ONG. D'ARCENS (*sic*), faute pour ONG. D'ARCÆUS, onguent d'Arcæus.

ONG. (*sic*) DE ALTHÆA, faute pour UNG. DE ALTHÆA, *unguentum de althæa*, onguent d'althæa.

ONG. DE CANET, onguent Canet, emplâtre Canet.

ONG. DE FALK, onguent de Falk contre les tumeurs hémorroïdales.

ONG. DE LA MER.; ONG. DE LA MERE, onguent de la mère.

ONG. DE LAUR.; ONG. DE LAURIER, onguent de laurier.

ONG. DE LIERRE T., onguent de lierre terrestre.

ONG. DE MERCU. D., onguent de mercure doux.

ONG. DE MONTPEL., onguent de Montpellier, liniment antihémorroïdal.

ONG. DE NAPLES, onguent napolitain, onguent mercuriel.

ONG. DE PEUPLIER, onguent populéum.

ONG. DE PLENCK, onguent du Dr Plenck contre les engelures.

ONG. DE POMEPHOLIX (*sic*), onguent de pompholix.

ONG. DE RICOUR, onguent de Ricour.

ONG. DE ROS., onguent de roses, onguent rosat.

ONG. DE STIRAX, onguent de styrax.

ONG. DE STYR.; ONG. DE STYRAX, onguent de styrax.

ONG. DE TUTHIE, onguent de tutie.

ONG. DES APOTRES, onguent des douze apôtres.

ONG. DESSIC. R., onguent dessiccatif rouge.

ONG. DIUIN, onguent divin.

ONG. EGYPTIAC, onguent égyptiac.

ONG. ENULATUM, onguent d'aunée.

ONG. EPISPAST, onguent épispastique.

ONG. EPISTATIQ. (*sic*), faute pour ONG. EPISPASTIQ., onguent épispastique.

ONG. FULCUM (*sic*), faute pour ONG. FUSCUM, onguent brun.

ONG. FUSCUM, onguent brun.

ONG. GRIS, onguent gris.

ONG. LAURIER, onguent de laurier.

ONG. MARTIA.; ONG. MARTIATUM, onguent martiatum.

ONG. MERCURIEL D., onguent mercuriel double.

ONG. MERCUR. S.; ONG. MERCURIEL S., onguent mercuriel simple.

ONG' MERCVRE, onguent mercuriel.

ONG. MERV. (*sic*), faute pour ONG. NERV, onguent nervin, baume nerval.

ONG. MOND. D. A.; ONG. MONDIF. D'ACHE; ONG. MONDIFICATIF D'ACHE, onguent mondificatif d'ache.

ONG. NAPOLIT.; ONG. NAPOLITAIN, onguent napolitain, pommade mercurielle.

ONG. NAPOLITAIN D., onguent napolitain double.

ONG. NEAPOLITAIN, onguent napolitain.

ONG. NUTRITUM, onguent nutritum.

ONG. ŒGYPTIAC, faute pour ONG. ÆGYPTIAC, onguent égyptiac.

ONG. POMPHOLIX, onguent de pompholix.

ONG POPULEUM, onguent populéum.

ONG. POPULUM (*sic*), faute pour ONG. POPULEUM, onguent populéum.

ONG. ROSAT; ONG. ROZAT, onguent rosat.

ONG. STYRAX, onguent de styrax.

ONG. SUPURATIF, onguent suppuratif.

ONG. THUTIE, onguent de tutie.

ONGT. BLAN. R., onguent blanc de Rhazès, dit vulgairement blanc-raisin.

ONGUENT. Voir les inscriptions commençant par ONG.

OP. DE SALOMON, opiat de Salomon.

OP. DENTIFRIC., opiat dentifrice.

OP. DURNOUX (*sic*), opiat de Jean *de Renou*, dit par quelques auteurs *Du Renou*. Cet opiat est décrit dans ses *Œuvres pharmaceutiques* (Lyon, 1637, p. 643) sous la rubrique : *Opiata Neapolitana*.

OP. FEB.; OP. FEBR.; OP. FÉBRIFUGE, opiat fébrifuge.

OP. MAGISTRAL, opiat magistral.

OP. MESENTERIQ., opiat mésentérique.

OP. SAL.; OP. SALOM.; OP. SALOMO.; OP SALOMON.; OP. SALOMONIS, opiat de Salomon.

OP. TEB. faute pour OP. FEB., opiat fébrifuge.

OP. VERMIF. C, opiat vermifuge de Chirac.

OPI., abréviation pour *opiata* ou *opiat*. Voir les inscriptions commençant par OP. et par OPIAT.

OPIAT ANTHELM., opiat anthelmintique.

OPIAT ANTISCORB., opiat antiscorbutique.

OPIAT D'HELVÉT., opiat stomachique d'Helvétius.

OPIAT DE SALOM., opiat de Salomon.

OPIAT DENTIFRIC.; OPIAT DENTIFRIQ., opiat dentifrice.

OPIAT FEBRIF.; OPIAT FEBRIFUGE.

OPIAT MESENTERIQ., opiat mésentérique.

OPIAT. SALOMON., *opiata Salomonis*, opiat de Salomon.

OPIAT SOUFRÉ C., opiat soufré composé.

OPIAT SOUFRÉ S., opiat soufré simple.

OPIAT STOMACHIQ., opiat stomachique.

OPIATA DENTIFRICA; OPIATA DENTIFRICI (*sic*), opiat dentifrice.

OPIATA SALOMO.; OPIATA SALOMON.; OPIATA SALOMONIS, opiat de Salomon.

OPIATE, ancien nom français de l'*opiat*.

OPIUM.

OPO BALSAMI (*sic*) VER. OPTIM., *opobalsamum verum optimum*, baume de la Mecque de première qualité.

OPT., abréviation pour OPIAT. Voir les inscriptions commençant par ce mot.

ORUIETAN, orviétan.

ORVIAT., faute pour ORVIET., *orvietanum*, orviétan.

ORVIETAN, orviétan.

ORVIETANUM, orviétan.

ORVIETANUM PRESTANTIUS; ORVIETANUM PRŒSTANT. (*sic*), *orvietanum præstantius*, orviétan supérieur.

ORVUIETAN (*sic*), orviétan.

OXIM. C. EGYPTIAC., onguent égyptiac. Cette composition, que Nicolas Lemery appelle *unguentum Ægyptiacum seu melleum*, « est, dit-il, mal nommée onguent, puisqu'il n'y entre rien d'huileux ni de gras ». Aussi a-t-elle été appelée *oxymel* par quelques apothicaires.

OXIMEL SCILITICV., *oxymel scilliticum*, oxymel scillitique.

OXIMEL SIMP ; OXIMEL SINPLE (*sic*), oxymel simple.

OXIMELI. S. (italien), oxymel simple.

OXSI. MELLE. S. (italien), *oximele simplice*, oxymel simple.

OXYMEL SCILLIT., oxymel scillitique.

OXYMEL SIMP. ; OXYMEL SIMPL. ; OXYMEL SIMPLEX, oxymel simple.

P

P., abréviation pour les mots : latins *pilulæ*, *pulvis* et *pomatum* ; français *pilules*, *poudre*, *pommade* et *pierre*. Les inscriptions qui commencent par P. ayant le sens de *pulvis* ou de *poudre*, se trouvent généralement sur des pots en verre.

P. ADSBRIA GENT. (*sic*), faute pour P. ADSTRINGENT., *pilulæ astringentes*, pilules astringentes.

P. AD VERMES, *pulvis ad vermes*, poudre aux vers.

P. AGARIC. ; P. AGARICI, *pilulæ agarici*, pilules d'agaric.

P. AGGREGATINA (*sic*), faute pour P. AGGREGATIVÆ, pilules agrégatives.

P. AGREGATIVÆ, *pilulæ aggregativæ*, pilules agrégatives.

P. ALEPHANGINA (*sic*) ; P ALEPHANGINÆ ; P. ALEPHAN GINÆ, *pilulæ alefanginæ seu alephanginæ*, de Mésué. D'après Matthæus Silvaticus, *alefanginæ* vient d'un mot arabe qui signifie *épices aromatiques*.

P. ALOET. EM., *pilulæ aloeticæ emollientes*, pilules aloétiques émollientes.

P. ANGELICÆ, *pilulæ angelicæ*, pilules angéliques.

P. ANTE CIB , *pilulæ ante cibum*, pilules *ante cibum*, pilules gourmandes, pilules d'aloès et de mastic.

P. ANTI CANC. Sur un pilulier, *pilules* anticancéreuses ; sur un pot à canon, *pommade* anticancéreuse. Il y avait encore une *potion* anticancéreuse.

P. ARTRITIC. P. NIC. SALE., *pilulæ arthriticæ purgantes Nicolai Salernitani*, pilules arthritiques purgatives de Nicolas de Salerne.

P. ASTRINGEANT., pilules astringentes. Il y avait aussi une poudre astringente.

P. B. DE MORTON ; P. B. MORTUM (*sic*), pilules balsamiques de Morton.

P. BAL. DE MORT., pilules balsamiques de Morton.

P. BAL. DE STHAL (*sic*), pilules balsamiques de Stahl.

P. BELLOST. PEF. (*sic*), pilules mercurielles de Belloste réformées.

P. BELOSC. (*sic*), pilules mercurielles de Belloste.

P. BENED. FUL., *pilulæ benedictæ Fulleri*, pilules bénites de Fuller.

P. BEUHERI (*sic*), faute pour P. BECCHERI, *pilulæ Beccheri*, pilules de Becher, appelées par Baumé pilules de Beckher et pilules de Becker.

P. BONTII, *pilulæ Bontii*, pilules hydragogues de Bontius.

P. C. CARIGNA., faute pour P. D. CARIGNA , poudre de Carignan, poudre de la princesse de Carignan.

P. C. CYNOGLOS., faute pour P. D. CYNOGLOS., *pilulæ de cynoglosso*, pilules de cynoglosse.

P. CALAMINE, pierre calamine ou calaminaire, cadmie.

P. CALIBÉE, pilules chalibées, pilules d'aloès martiales.

P. CAMPHO., *pilulæ camphoratæ*, pilules de camphre, ou *pulvis camphoratus*, poudre camphrée.

P. CASSIÆ LIG., *pulvis cassiæ ligneæ*, poudre d'écorce de *cassia lignea* ou cannelle de Chine.

P. CEPHAL. GER., *pilulæ cephalicæ germanæ*, pilules céphaliques allemandes.

P. CICUTÆ, *pilulæ cicutæ*, pilules de ciguë.

P. COCCH. RASIS, *pilulæ cocchiæ Rasis*, pilules cochées de Razès.

P. COCCIÆ, *pilulæ cocchiæ*, pilules cochées.

P[t] COCHÈS (*sic*), pilules cochées, pilules d'aloès et de coloquinte.

P. COMUNES, *pilulæ communes*, pilules de Rufus, pilules d'aloès et de myrrhe.

P. CONTRE LAPITUITE (*sic*), pilules contre la pituite.

P CYNO GLOSE ; P. CYNOGLOSE, pilules de cynoglosse.

P. D. GUTTETA, *pulvis de gutteta*, poudre de guttete. V. POUDRE DE GUTTETE.

P. D'ALOES, pilules d'aloès.

P. D'ANDERSON, pilules d'Anderson, pilules écossaises.

P. DE AGARICO, *pilulæ de agarico*, pilules d'agaric.

P. DE CYNOGLOS. ; P. DE CYNOGLOSS., pilules de cynoglosse.

P. DE HIERA CUM AGARICO, *pilulæ de hiera compositæ cum agarico*, pilules de hière composées avec agaric.

P. DE LAPIDE LAZULI, *pilulæ de lapide lazuli*, pilules de lazulite, de Mésué.

P. DE SAPON., *pilulæ de sapone*, pilules de savon.

P. DE SATURNE, pommade de Saturne.

P. DE THEREBENT., pilules de térébenthine.

P. DEBE LOSTES (*sic*), pilules de Belloste.

P. DENT. APRI., *pulvis dentium apri*, poudre de dents de sanglier.

P. DIACARTHAM., *pulvis diacarthami*, poudre de l'électuaire *diacarthami*, dont le carthame était la base.

P. DIAPHŒNICI., *pulvis diaphœnici*, poudre de l'électuaire diaphénic ou diaphœnix.

P. EUPATORIO M. E. MES., *pilulæ de eupatorio majores è Mesue*, pilules d'aigremoine majeures de Mésué.

P. EUPHRASIÆ, *pulvis euphrasiæ*, poudre d'euphraise.

P. FŒTI. M. ; P. FŒTID. MAI., *pilulæ fœtidæ majores*, pilules fétides majeures.

P. FŒTIDÆ, *pilulæ fœtidæ*, pilules fétides.

P. FOL. SENNÆ, *pulvis folliculorum sennæ*, poudre de follicules de séné.

P. FONDANTE, pommade fondante. Il y avait encore une *potion* fondante et des *pilules* fondantes.

P. HB. MELIL., *pulvis herbæ meliloti*, poudre de mélilot.

P. HELVETII, *pilulæ Helvetii*, pilules d'alun d'Helvétius. Il y avait aussi une *poudre* de corail anodine d'Helvétius.

P. HERMODACT., *pilulæ de hermodactylis*, pilules d'hermodattes, de Mésué. Il y en avait de *majeures* et de *mineures*.

P. HIDRAGOGNE. (*sic*), pilules hydragogues.

P. HIERA CUM. AGAR., *pilulæ de hiera compositæ cum agarico*, pilules de hière composées avec agaric.

P. HIERA PICR., *pilulæ de hierâ picrâ*, pilules de hière picre ou amère.

P. HYDRAG. B. ; P. HYDRAG. BONTII, *pilulæ hydragogæ Bontii*, pilules hydragogues de Bontius.

P. HYDRAG. DE BON., pilules hydragogues de Bontius.

P. HYDRAGOGUES, pilules hydragogues.

P. HYSTERICÆ, *pilulæ hystericæ*, pilules hystériques.

P. IRIDIS NOST., *pulvis iridis nostratis*, poudre d'iris *nostras* (flambe ou iris des jardins).

P. KESER, pilules de Keyser, dragées de Keyser.

P. LAC. LVLPHVR. (*sic*), faute pour P. LAC. SULPHUR., *pulvis lactis sulphuris*, poudre de lait de soufre soufre précipité.

P. LAP. SMARAGD. P., *pulvis lapidis smaragdi præparatus*, poudre d'émeraude préparée.

P. LIG. ALOE., *pulvis ligni aloes*, poudre de bois d'aloès.

P. LIG. RHOD., *pulvis ligni Rhodii*, poudre de bois de Rhodes, bois de rose, ou aspalathe.

P. LILII CONV., *pulvis lilii convallium*, poudre de muguet.

P. LUCIS MEIJ. (*sic*), *pilulæ lucis majores, seu pilulæ opticæ Mesuæ*, pilules pour la vue, de Mésué.

P. MAGISTER. OCVL. CAN., *pulvis magisterii oculorum cancrorum*, poudre de magistère d'yeux d'écrevisses.

P. MAJORANÆ, *pulvis majoranæ*, poudre de marjolaine.

P. MERCURIAL., *pilulæ mercuriales*, pilules mercurielles.

P. MERCU RIEL. ; P. MERCURIELLES, pilules mercurielles.

P. MERCURIELLE, pommade mercurielle.

P. MIRRH., *pulvis myrrhæ*, poudre de myrrhe.

P. PECTORALES, pilules pectorales.

P. POLII MON., *pulvis polii montani*, poudre de germandrée de montagne.

P. PURGANT., *pilulæ purgantes*, pilules purgatives.

P. PUT. OVOR., *pulvis putaminum ovorum*, poudre de coquilles d'œufs.

P. R. CIPERI O., *pulvis radicis cyperi officinarum*, poudre de racine de souchet des boutiques.

P. R. ENULÆ C., *pulvis radicis enulæ campanæ*, poudre de racine d'aunée.

P. R. MEI ATH., *pulvis radicis mei*

athamantici, poudre de racine de *meum*.

P. R. PENTAPH., *pulvis radicis pentaphylli*, poudre de racine de quintefeuille.

P. R. SERPENT., *pulvis radicis serpentariæ*, poudre de racine de serpentaire.

P. R. VALER. S. A., *pulvis radicis valerianæ secundum artem*, poudre de racine de valériane préparée *secundum artem*.

P. RAD. ARI, *pulvis radicis ari*, poudre de racine d'arum.

P. RAD. BARDAN., *pulvis radicis bardanæ*, poudre de racine de bardane.

P. RAD. CHINÆ, *pulvis radicis Chinæ*, poudre de squine.

P. RESIN. PINI, *pulvis resinæ pini*, poudre de résine de pin.

P. RHUD. (*sic*), faute pour P. RUD., *pilulæ Rudii*, pilules de Rudius.

P. RUDII, *pilulæ Rudii*, pilules de Rudius.

P. RUFFI.; P. RUFI., *pilulæ Rufi*, pilules de Rufus.

P. SACCHAR. SATVRN., *pulvis sacchari Saturni*, poudre de sucre de Saturne, poudre d'acétate de plomb.

P. SANGVIN. HIRCI. P., *pulvis sanguinis hirci præparatus*, poudre de sang de bouc préparée.

P. SANTAL. CITR., *pulvis santali citrini*, poudre de santal citrin.

P. SAPON., *pilulæ saponaceæ*, pilules savonneuses, pilules de savon.

P. SAVONNEUSES, pilules de savon.

P. SINE QUIBUS, *pilulæ sine quibus esse nolo*, de l'*Antidotarium Nicolai*, pilules *sine quibus*.

P. SINOGLOS. (*sic*), *pilulæ cynoglossi*, pilules de cynoglosse.

P. STARK.; P. STARKI.; P. STARKII, *pilulæ Starkii, seu Starkeyi*, pilules de Starkey.

P. STIBIATUM, *pomatum stibiatum*, pommade stibiée, pommade d'Autenrieth.

P. STOM. BOERH., pilules stomachiques de Boerhaave.

P. STOMACHIC., *pilulæ stomachicæ*, pilules stomachiques.

P. STOMACHIQUES, pilules stomachiques.

P. STYR., *pilulæ de styrace*, pilules de storax.

P. SUCCIN. CRATON., *pilulæ de succino Cratonis*, pilules de succin de Craton, pilules d'aloès et de succin.

P. TEREBENTHINÆ, *pilulæ terebinthinæ*, pilules de térébenthine.

P. TOXICODE., *pulvis toxicodendri*, poudre de feuilles de sumac vénéneux. Il y avait aussi une *pommade* de sumac vénéneux.

P. VANHELM., poudre de scille nitrée de Van Helmont.

PASTA MAGIST., *pasta magistralis*, pâte magistrale, préparée d'après la formule d'un médecin.

PHIL. ROMAN.; PHILON. RO.; PHILON. ROM.; PHILONIUM ROMAMUM. « Le nom de cet opiate, dit Lemery (*Pharmacopée*, Paris, 1697, p. 594), vient de son auteur, Philon, grand philosophe et fameux médecin, né en Tharse. »

PHILOMIU. (*sic*) ROMANU., *philonium romanum*.

PHILONIO R° (italien), *philonium romanum*.

PI., abréviation pour *pilulæ* ou *pilules*. Voir les inscriptions commençant par PIL.

PIERRE DE FOUGERE, pilules ou pierre de fougère. « Ces pilules ont été inventées par un charlatan », dit Baumé, qui en donne la formule dans ses *Elémens de pharmacie* (Paris, 1762, p. 572). La Bibliothèque Nationale possède un recueil de notices, par Wislin, sur la pierre de fougère.

PIL. AD GONORRH., *pilulæ ad gonorrhœam*, pilules pour la chaudepisse.

PIL. ALEFANG.; PIL. ALEFANGINE (italien), *pilulæ alephanginæ, seu de aromatibus*, de Mésué (Voir P. ALEPHANGINA).

PIL. ALOETIC. EMOLL., *pilulæ aloeticæ emollientes*, pilules d'aloès émollientes.

PIL. ALTÉRANTE., pilules altérantes.

PIL. ALUNIN. (*sic*), *pilulæ aluminosæ*, pilules alunées, pilules d'Helvétius.

PIL. AMM. QUERCET., *pilulæ de ammoniaco Quercetani*, pilules de gomme ammoniaque de Quercetanus.

PIL. ANGELIC.; PIL. ANGELICÆ, *pilulæ angelicæ*, pilules angéliques, pilules de Francfort.

PIL. ANTE CIB.; PIL. ANTE CIBUM, pilules *ante cibum*, pilules gourmandes, pilules d'aloès et de mastic.

PIL. ANTI-PODRAG. (*sic*) MESAIZII, faute pour PILULÆ ANTI-PODAGR. MESAIZII, *pilulæ antipodagricæ Mesaizii*, pilules contre la goutte, de Mésaize, pharmacien à Rouen, né en 1748, mort en 1811.

PIL. ANTISC., pilules antiscrofuleuses.

PIL. APERIENTES, *pilulæ aperientes*, pilules apéritives.

PIL. ASTRING.; PIL. ASTRINGENT., pilules astringentes.

PIL. B. DE FULLER, pilules bénites de Fuller.

PIL. B. HYST. FUL., *pilulæ balsamicæ anti-hystericæ Fulleri*, pilules contre l'hystérie, de Fuller.

PIL. B. MORT.; PIL. B. MORTHON.; PIL. B. MORTON., *pilulæ balsamicæ Mortonianæ*, pilules balsamiques de Morton.

PIL. BAL. DE MOR., pilules balsamiques de Morton.

PIL. BALS. BECCH., *pilulæ balsamicæ Beccheri*, pilules de Becher. « Ces pilules diffèrent peu des pilules de Stahl », dit Baumé (*Elémens de Pharmacie*, Paris, 1762, p. 570), qui les appelle pilules de Beckher et pilules de Becker.

PIL. BALS. MORTONII, *pilulæ balsamicæ Mortonii*, pilules balsamiques de Morton.

PIL. BALS. STAH.; PIL. BALS. STAHL.; P. BALS. STAHLII, *pilulæ balsamicæ Stahlii*, pilules balsamiques de Stahl.

PIL. BALS. STHA. (*sic*), *pilulæ balsamicæ Stahlii*, pilules balsamiques de Stahl.

PIL. BALZA. (*sic*), pilules balsamiques.

PIL. BECCHER.; PIL. BECCHERI, *pilulæ Beccheri*, pilules de Becher, appelées pilules de Beckher et pilules de Becker, par Baumé.

PIL. BELOST.; PIL. BELOSTII, *pilulæ Belostii*, pilules mercurielles de Belloste.

PIL. BENED. FUL., *pilulæ benedictæ Fulleri*, pilules bénites de Fuller.

PIL. BONTII, *pilulæ Bontii*, pilules hydragogues de Bontius.

PIL. CAMP. ET NITR., pilules de camphre et de nitre.

PIL. CANTHA., *pilulæ cantharidum*, pilules de cantharides.

PIL. CHALIBÆATÆ; PIL. CHALIBEAT., *pilulæ chalybeatæ*, pilules chalybées, pilules d'aloès martiales.

PIL. CICUT., *pilulæ cicutæ*, pilules de ciguë.

PIL. CINOG.; PIL. CINOGL., *pilulæ cynoglossi*, pilules de cynoglosse.

PIL. COCC. MAJ.; PIL. COCCIÆ MAJOR.; PIL. COCCIÆ MAJORES, *pilulæ cocciæ majores*, pilules cochées majeures.

PIL. COCCIÆ, *pilulæ cocciæ*, pilules cochées, pilules d'aloès et de coloquinte.

PIL. COCCIÆ MIN.; PIL. COCCIÆ MINORES, *pilulæ cocciæ minores*, pilules cochées mineures.

PIL. CYNOGL.; PIL. CYNOGLOSSI, *pilulæ cynoglossi*, pilules de cynoglosse.

PIL. D'ALUN D'HE., pilules d'alun d'Helvétius.

PIL. D'HIERA. CO., pilules de hière composées.

PIL. DE BACH., pilules de Bacher.

PIL. DE BÉLOSTE, pilules de Belloste.

PIL. DE BONTIUS, pilules hydragogues de Bontius.

PIL. DE CYNOGLOSSE, pilules de cynoglosse.

PIL. DE CYNOGLOSSO, *pilulæ de cynoglosso*, pilules de cynoglosse.

PIL. DE FULLER, pilules bénites de Fuller.

PIL. DE KEISSER; PIL. DE KEYSER, pilules ou dragées de Keyser.

PIL. DE MERCURE B., pilules mercurielles ou dragées de Belloste.

PIL. DE MORTHO. (*sic*), pilules balsamiques de Morton.

PIL. DE RICHTER, pilules fondantes de Richter.

PIL. DE RUDIUS, pilules de Rudius.

PIL. DE RUFUS, pilules de Rufus.

PIL. DE SAGAPENO, *pilulæ de sagapeno*, pilules de sagapénum.

PIL. DE SAV. DE ST., pilules de savon de Starkey.

PIL. DE SAVON, pilules smectiques ou de savon.

PIL. DE STARE (*sic*), pilules de Starkey.

PIL. DE STARKAI, pilules de Starkey.

PIL. DE STYRACÆ (*sic*), *pilulæ de styrace*, pilules de storax.

PIL. ÉCOSSAISES, pilules écossaises, pilules d'Anderson.

PIL. FETID. MAJ., *pilulæ fœtidæ majores*, pilules fétides majeures.

PIL. FŒTID. MAJOR., *pilulæ fœtidæ majores*, pilules fétides majeures.

PIL. FRANCFORT, pilules de Francfort, pilules angéliques.

PIL. FULLER., pilules bénites de Fuller.

PIL. FULLERI, pilules bénites de Fuller.

PIL. FUMARIA D'AVICENNŒ (*sic*), *pilulæ de fumariâ D. Avicennæ*, pilules de fumeterre d'Avicenne.

PIL. GOURMAN., pilules gourmandes, pilules *ante cibum*, pilules d'aloès et de mastic.

PIL. HYDRAG. BONTII; PILULÆ HYDRAGOG. B., *pilulæ hydragogæ Bontii*, pilules hydragogues de Bontius.

PIL. HYSTERIC., *pilulæ hystericæ*, pilules hystériques.

PIL. KINA KINA, pilules de quinquina.

PIL. LUCIS. MEIJ., *pilulæ lucis majores, seu pilulæ opticæ*, pilules pour la vue.

PIL. MERC. EX COD.; PIL. MERCURI. EX C., *pilulæ mercuriales ex Codice*, pilules mercurielles du *Codex*.

PIL. MERCUR.; PIL. MERCURIEL.; PIL. MERCURIELLES, pilules mercurielles.

PIL. MERCUR. BEL., pilules mercurielles de Belloste.

PIL. MERCUR. G., pilules mercurielles gommeuses.

PIL. MERCUR. PUR., pilules mercurielles purgatives.

PIL. MERCURIALES, *pilulæ mercuriales*, pilules mercurielles.

PIL. PANAC. MERCUR., *pilulæ panaceæ mercurialis*, pilules de calomel.

PIL. PANCHIMAG., *pilulæ panchymagogæ*, pilules panchymagogues. « Par le mot de *panchymagogue*, on entend un médicament qui purge toutes les humeurs », dit Nicolas Lemery (*Pharmacopée*, Paris, 1697, p. 504 xxviij).

PIL. PURGANT. ROTROU, *pilulæ purgantes Rotrou*, pilules purgatives de Rotrou, appelées encore pâte d'églantine et pilules alexitères.

PIL. REGVELIS., pilules de réglisse.

PILᴸ. ROMANO, faute pour PHILᴺ. ROMANO, *philonium romanum*.

PIL. RUDII, *pilulæ Rudii*, pilules de Rudius.

PIL. RUFFI; PIL. RUFI, *pilulæ Rufi*, pilules de Rufus.

PIL. SAPONAC.; PIL. SAPONACEÆ, *pilulæ saponaceæ*, pilules de savon.

PIL. SAVONEUS., pilules savonneuses, pilules de savon.

PIL. SCILLITIC., *pilulæ scilliticæ*, pilules de scille.

PIL. SCILLITIQ., pilules scillitiques, pilules de scille.

PIL. SCYLLIT.; PIL. SCYLLITICÆ, *pilulæ scilliticæ*, pilules de scille.

PIL. STAHLII, *pilulæ Stahlii*, pilules balsamiques de Stahl.

PIL. STARK.; PIL. STARKII, *pilulæ Starkii, seu Starkeyi*, pilules de Starkey.

PIL. STOMACH.; PIL. STOMACHIC., *pilulæ stomachicæ*, pilules stomachiques.

PIL. STOMACHIQUE., pilules stomachiques.

PIL. STYRACIS, *pilulæ styracis*, pilules de storax.

PIL. T. DE BACHER, pilules toniques de Bacher.

PIL. TÉRÉBENT. C., pilules de térébenthine cuite.

PIL. TEREBINTH., *pilulæ terebinthinæ*, pilules de térébenthine.

PIL. TONIC. BAC.; PIL. TONICÆ BACCHERI, *pilulæ tonicæ Bacheri*, pilules toniques de Bacher.

PIL. TRIBUS, *pilulæ de tribus*, pilules de *tribus*.

PILLᴱ ALEFANGINE (italien), *pillole alefangine*, pilules aléfangines, de Mésué.

PILLᴱ D. HERMODˢ MI., *pilulæ de hermodactylis minores*, pilules mineures d'hermodattes.

PILLᴱ DE TVRBITTᴵ (italien), *pillole de turbit, pillole turbitate*, pilules de turbith, de Mésué.

PILLUL., abréviation pour *pilulæ* ou *pilules*. Voir les inscriptions commençant par PIL.

PILLUL. REGVELIS., pilules de réglisse.

PILULÆ. Voir les inscriptions commençant par PIL.

PILULÆ BENEDICTA (*sic*) FULLERI,

pilulæ benedictæ Fulleri, pilules bénites de Fuller.

PILULOE (*sic*) APERIENTE', faute pour PILULÆ APERIENTES, pilules apéritives.

PING. EQUI, *pinguedo equi*, graisse de cheval.

PING. HYRC., *pinguedo hirci*, graisse de bouc.

PIPER. LONGI (italien), poivre long.

PIPERI D. FORI (italien), poivre.

PISSA, nom officinal latin du goudron.

PO. ANTIOPHTH., pommade antiophthalmique.

PO. CUCUM. SATI., *pomatum cucumeris sativi*, pommade de concombre.

PO. GONDRET, pommade de Gondret.

PO. NIT. HYDRAR., *pomatum nitrati hydrargyri*, pommade de nitrate de mercure.

POM. ANTIPSOR., pommade antipsorique.

POM. BLS., pommade balsamique.

POM. COMESTIC. (*sic*); POM. COMESTIE. (*sic*), pommade cosmétique.

POM. DE GOULARD, cérat de Goulard. L'*Officine* de Dorvault donne la formule d'une « pommade antirhumatismale de Goulard ». Il y avait encore un « baume de Goulard. »

POM. DE GRANDJ., pommade de Grandjean.

POM. GOULARD. Voir POM. DE GOULARD.

POM. LAUSANN., pommade de Lausanne, baume Chiron ou de Lausanne.

POM. LUCATEL., baume de Locatelli (Voir B. LUCA.).

POM. LYON, pommade de Lyon, pommade de précipité rouge.

POM. MERCUR. D., pommade de mercure doux.

POM. MERCURIEL., pommade mercurielle.

POM. OPHTALM. DE D., pommade ophthalmique de Desault.

POM. OXIGENATA (*sic*), POM. OXIGENATUM, *pomatum oxygenatum*, pommade oxygénée.

POM. P. LES LEV., pommade pour les lèvres.

POMADE, pommade.

POMAT. AD CISSUR. (*sic*), *pomatum ad scissuras seu fissuras*, pommade pour les crevasses.

POMAT. AD LABIES (*sic*), *pomatum ad labias*, pommade pour les lèvres.

POMAT. AD SCABIEM, *pomatum ad scabiem*, pommade pour la gale, onguent antipsorique.

POMAT. ALB.; POMATUM ALBUM, *pomatum album*, pommade blanche, onguent blanc.

POMATUM CITRINUM, pommade citrine, onguent citrin.

POMATUM DE THIERRY, pommade épispastique de Thierry.

POMATUM EXUTORIUM, pommade exutoire.

POMATUM OXIGENATUM, pommade oxygénée.

POMMADE AU GAROU.

POMMADE DE CONCOMB., pommade de concombre.

POMMATUM (*sic*) GAROU, pommade au garou.

POMPH., *pompholyx*, tuthie.

PONPH., faute pour POMPH., *pompholyx*, tuthie.

POUDRE AUX VERS, poudre contre les vers.

POUDRE DE GUTTETE, poudre antiépileptique, inventée par les médecins de Montpellier. Elle est décrite dans le *Praxis medica* (Paris, 1640, p. 45) de Lazare Rivière, qui l'appelle *pulvis epilepticus*, de gutteta *vulgo nominatus*. D'après Mistral (*Lou Tresor dou Felibrige*), *goutelo* signifie « petite goutte, gouttelette »; c'est, dit-il, le « nom par lequel les nourrices désignent diverses maladies d'enfant, telles que tranchées, convulsions et éclampsie... »

POUDRE DE VIPÈRE.

POUDRE DEATROGANTHE (*sic*), poudre diatragacanthe, dont la gomme adragante était la base.

POUDRE DIARRHODON, poudre dont la rose était la base; elle fut inventée par Nicolas de Salerne, auteur de l'*Antidotarium Nicolai*.

POUDRE DIATRAGACANTHE, poudre dont la gomme adragante était la base.

PUL. CASSE, pulpe de casse.

PUL. DENT., *pulvis dentifricius*, poudre dentifrice.

PUL. DIAIREOS, *pulvis diaireos*, poudre dont l'iris était la base.

PUL. FOL. SENN., *pulvis foliorum sennæ*, poudre de séné.

PUL. PRUNEAUX, pulpe de pruneaux.

PUL. RAD. ARISTOL., *pulvis radicis aristolochiæ*, poudre de racine d'aristoloche.

PUL. SABINE, *pulvis sabinæ*, poudre de sabine.

PUL. TAMARINS, pulpe de tamarins.

PUL. TEMPERANS, *pulvis temperans*, poudre tempérante.

PULP. D. CAS., pulpe de casse.

PULP. DE TAMAR., pulpe de tamarins.

PULP. TAMARIND., *pulpa tamarindorum*, pulpe de tamarins.

PULPA TAMARIND., *pulpa tamarindorum*, pulpe de tamarins.

PULPE DE CASSE; PULPES (*sic*) DE CASSE.

PULV., abréviation pour *pulvis*. Voir les inscriptions commençant par PULVIS.

PULV. CERUS., *pulvis cerussæ*, poudre de céruse.

PULVIS AD GUTTETAM, poudre de guttete. Voir POUDRE DE GUTTETE.

PULVIS ALOÈS, poudre d'aloès.

PULVIS CARIGNAN, poudre de Carignan, poudre de la princesse de Carignan.

PULVIS CASTOR. FIBRI, *pulvis castorei fibri*, poudre de castor.

PULVIS DIURETICA, poudre diurétique.

PULVIS FRÈRE COME, poudre arsenicale du frère Côme.

PULVIS GLYCYRRHISÆ GL., poudre de réglisse.

PULVIS IRID. FLORENT., *pulvis iridis florentinæ*, poudre d'iris de Florence.

PULVIS LIGNI NEPHR., *pulvis ligni nephretici*, poudre de bois néphrétique.

PULVIS OCULI (*sic*) CANCRORUM, poudre d'yeux d'écrevisses.

PULVIS ONISCUS ASELLUS (*sic*), poudre de cloporte (*Oniscus Asellus*).

PULVIS PECTORAL. RESOLV., *pulvis pectoralis resolvens*, poudre pectorale fondante.

PULVIS SANG. HIRCI, *pulvis sanguinis hirci*, poudre de sang de bouc.

PULVIS SCORDI., *pulvis scordii*, poudre de scordium.

PULVIS SPONG. USTAR., *pulvis spongiarum ustarum*, poudre d'éponges brûlées.

PULVIS TEMPER. STALH (*sic*), *pulvis temperans Stahl*, poudre tempérante de Stahl.

PULVIS UNG. CERV. ALC., *pulvis ungulæ cervi alces*, poudre d'ongle d'élan.

PULVIS VIPEAR (*sic*) BERUS, poudre de vipère (*Vipera Berus*).

PULVIS VIPER. BERI, *pulvis viperæ Beri*, poudre de vipère commune.

PVL., abréviation pour PUL. Voir les inscriptions commençant par PUL.

R

R., abréviation pour *radix* (racine), pour *resina* (résine) et pour *rob*.

R. ARISTO. ROT., *radix aristolochiæ rotundæ*, racine d'aristoloche ronde.

R. ASARI, *radix asari*, racine d'asaret d'Europe ou cabaret.

R. GALANGE, *radix galangæ*, racine de galanga.

R. GLICIRRIZE, *radix glycyrrhizæ*, racine de réglisse.

R. HERMODAC., *radix hermodactyli*, hermodattes.

R. PIRETHRI, *radix pyrethri*, racine de pyrèthre.

R. SUREAU, rob de sureau.

R. THERE., *resina terebinthina*, térébenthine.

R. VALERIAN., *radix valerianæ*, racine de valériane.

R. ZINZIBER., *radix zingiberis*, gingembre.

RA. RHAPOTIC., *radix rhapontici*, rhapontic.

RAD. ARISTOL. LONG., *radix aristolochiæ longæ*, racine d'aristoloche longue.

RAD. ELEBOR. NIGR., *radix hellebori nigri*, racine d'ellébore noir.

REQ. NICOLAI; REQUIES NICOLAI, électuaire de roses opiacé, préparation hypnotique de Nicolas de Salerne, dont la formule se trouve dans l'*Antidotarium Nicolai.*

RESID. (*sic*) PULVER., réséda pulvérisé.

RESINA ALOES, aloès.

RESINA GUAIACI, résine de gaïac.

RESINA JALAPÆ; RESINA JALAPPÆ, résine de jalap.

RÉSINE TÉRÉBENTH., térébenthine.

RÉSINE TÉRÉBENTH. F., térébenthine fine.
RHEUMBUL. (*sic*), faute pour RHEUM PUL., *rheum pulverizatum*, rhubarbe en poudre.
RHUBARBE.
RHUBARBE COMP., poudre de rhubarbe composée.
RHUBARBE FINE.
ROB BERBERID., *rob berberidis*, rob d'épine-vinette.
ROB DE SUREAU.
ROB EBULI, rob d'hièble.
ROB EX CERAS., *rob ex cerasis*, rob de cerises.
ROB EX CYDONIIS, rob de coings.
ROB EX EBULO, rob d'hièble.
ROB EX RHAMNO CATHARTICO, rob de nerprun.
ROB RIBESIOR., *rob ribesiorum*, rob de groseilles.
ROB SAMBUCE (*sic*); ROB SAMBUCI, rob de sureau.
ROB SAMBVC., *rob sambuci*, rob de sureau.
ROCOU.
ROOB DE BAC. S., *roob de baccis sambuci*, rob de sureau.
ROSATA NOVELLA, électuaire de l'invention de Nicolas de Salerne, auteur de l'*Antidotarium Nicolai*.
RUBARBE, rhubarbe.
RUBARBE EN POUDRE, rhubarbe en poudre.

S

S., abréviation pour les mots : latins *sirupus* ou *syrupus*, *species*, *semen*, *sal*; italiens *siropo* ou *syropo*, *spetie*, *seme*; français *sirop*, *semence*, *sel*. Sur une chevrette, S. signifie toujours ou *sirupus* ou *sirop*.
S. ABSINTH. Sur une chevrette : *sirupus absinthii*, sirop d'absinthe; sur un pot à canon : *sal absinthii*, sel d'absinthe.
S. ABSINTHE. Sur une chevrette : sirop d'absinthe; sur un pot à canon : sel d'absinthe.
S. ABSYNTH. Sur une chevrette : *sirupus absinthii*, sirop d'absinthe; sur un pot à canon : *sal absinthii*, sel d'absinthe.
S. ACETOSVS SIMP., *sirupus acetosus simplex*, sirop acéteux simple, sirop de vinaigre.
S. AELUROPI, *sirupus œluropi*, sirop de pied-de-chat.
S. ALKERMES, *sirupus alkermes seu kermesinus*, sirop de kermès, vulgairement appelé sirop d'alkermès.
S. ALTHAEA; S. ALTHÆA, *sirupus de althœâ*, sirop de guimauve.
S. ALTHEÆ, *sirupus althœœ*, sirop de guimauve.
S. AMOMI, *semen amomi*, semence d'amome.
S. ANETHI, *semen anethi*, semence d'aneth.
S. ANTHOS., *sirupus anthosatus*, sirop de romarin.
S. AROMAT. ROSAT., *species aromaticœ rosatœ*, espèces aromatiques rosées.
S. ARTHEMIS., *sirupus artemisiœ*, sirop d'armoise.
S. ASPARAG., *semen asparagi*, semence d'asperge.
S. ATTEÆ. FERN., faute pour S. ALTHÆÆ FERN., *sirupus althœœ Fernelii*, sirop de guimauve, de Fernel.
S. BALSAMIC., *sirupus balsamicus*, sirop balsamique.
S. BECCABUNG., *sirupus beccabungœ*, sirop de beccabunga.
S. BERBER., *sirupus berberum*, sirop d'épine-vinette.
S. BERBERORVM (*sic*), faute pour S. BERBERUM, *sirupus berberum*, sirop d'épine-vinette.
S. BETHONIC.; S. BETONIC., *sirupus betonicœ*, sirop de bétoine.
S. BORAGINI.; S. BORAGINIS, *sirupus boraginis*, sirop de bourrache.
S. C. CICHOR. CUM. RHEO, *sirupus compositus de cichorio cum rheo*, sirop composé de chicorée avec la rhubarbe.
S. CAPIL. VENER.; S. CAPIL. VINER. (*sic*); S. CAPILL. V.; S. CAPILLORUM VENE.; *sirupus capillorum Veneris*, sirop de capillaire.
S. CAPILOR. (*sic*) VEN., *sirupus capillorum Veneris*, sirop de capillaire.
S. CERASORUM, *sirupus cerasorum*, sirop de cerises.
S. CHERMES., *sirupus chermesinus*, sirop de kermès.
S. CICH. 9er RHEO, *sirupus cichorii compositus cum rheo*, sirop de chicorée composé avec la rhubarbe.
S. CICHOR. C., *sirupus cichorii compositus*, sirop de chicorée composé.

S. CICHOR. SIM., *sirupus cichorii simplex*, sirop de chicorée simple.

S. CICHOR. 9ts RHEI (*sic*), *sirupus cichorii compositus cum rheo*, sirop de chicorée composé avec la rhubarbe.

S. CICORII (*sic*), *sirupus cichorii*, sirop de chicorée.

S. CIDON., *sirupus cydoniorum*, sirop de coings.

S. COCHEAR. (*sic*), faute pour S. COCHLEAR., *sirupus cochleariæ*, sirop de cochléaria.

S. COCHLEAR., *sirupus cochleariæ*, sirop de cochléaria.

S. COCLEARIÆ (*sic*), *sirupus cochleariæ*, sirop de cochléaria.

S. CORRALLOR. (*sic*), *sirupus corallorum*, sirop de corail.

S. CORT. AURANT., *sirupus corticis aurantiorum*, sirop d'écorce d'oranges.

S. CYDONIOR., *sirupus cydoniorum*, sirop de coings.

S. D. ARTHIMESIA (*sic*), *sirupus de artemisia*, sirop d'armoise.

S. D. CAPELVENERE (italien), *siropo di capelvenere*, sirop de capillaire.

S. D. FVMOTERRA (italien), *siropo di fumoterra*, sirop de fumeterre.

S. D. MECONIO, *sirupus de meconio*, sirop d'opium.

S. D. STECADOS (italien), *siropo di stecados*, sirop de stœchas.

S. D. SVCC. BERBER., *sirupus de succo berberum*, sirop d'épine-vinette.

S. D'ALTHEA, sirop d'althæa, sirop de guimauve.

S. D'ARTHEMISE, sirop d'armoise.

S. D'ÉMÉTIQUE, sirop émétique.

S. D'ŒILLET; S. D'ŒILLETS, sirop d'œillet.

S. DE ABSINTHIO; S. DE ABSYNTHIO, *sirupus de absinthio*, sirop d'absinthe.

S. DE ACHOR. COMP., *sirupus de acoro compositus*, sirop d'acore odorant composé.

S. DE AGRESTA, *sirupus de agresta*, sirop de verjus.

S. DE ALTH. FERN., *sirupus de althæa Fernelii*, sirop de guimauve, de Fernel.

S. DE ALTHEA, *sirupus de althæa*, sirop de guimauve.

S. DE ARTHEMI.; S. DE ARTHEMISIA; S. DE ARTHEMISIÆ (*sic*), *sirupus de artemisia*, sirop d'armoise.

S. DE BERBER.; S. DE BERBERIS, sirop de *berberis*, sirop d'épine-vinette.

S. DE BETHONI.; S. DE BETONICA, *sirupus de betonica*, sirop de bètoine.

S. DE BOMME (*sic*) CON. (*sic*), sirop de pomme composé.

S. DE CAPILL.; S. DE CAPILLAIRE, sirop de capillaire.

S. DE CASSIS, sirop de cassis.

S. DE CHARDON BÉNIT, sirop de chardon bénit.

S. DE CHICOR. C. M. R. (*sic*), *sirupus de cichorio cum rheo*, sirop de chicorée composé avec la rhubarbe.

S. DE CHICOR. CO., sirop de chicorée composé.

S. DE CHICORÉ (*sic*) COMPOSÉ, sirop de chicorée composé.

S. DE CHICORÉE, sirop de chicorée.

S. DE CHICORÉE C.; S. DE CHICORÉE COP.; sirop de chicorée composé.

S. DE CICH. C. RHEO, *sirupus de cichorio cum rheo*, sirop de chicorée avec la rhubarbe.

S. DE CICHOR. 9to RHE.; *sirupus de cichorio compositus cum rheo*, sirop de chicorée composé avec la rhubarbe.

S. DE CICHORÉE S., sirop de chicorée simple.

S. DE COIN; S. DE COING; S. DE COINGS; S. DE COINS, sirop de coings.

S. DE. COIN. COM., sirop de coings composé.

S. DE COQUELICO; S. DE COQUELICOQ, sirop de coquelicot.

S. DE DIACODE, sirop diacode, sirop de pavot blanc.

S. DE EVPATo, *sirupus de eupatorio*, sirop d'eupatoire.

S. DE F. DE PÊCHER; S. DE F. PECHES (*sic*), sirop de fleurs de pêcher.

S. DE FL. DE PESCHE; S. DE FL. DE PESCHER, sirop de fleurs de pêcher.

S. DE FLEUR DE PÊCHER; S. DE FLEURS DE PESCHE, sirop de fleurs de pêcher.

S. DE FUMETERRE S., sirop de fumeterre simple.

S. DE FVMARIA, *sirupus de fumaria*, sirop de fumeterre.

S. DE FVMOTERRA (italien), *siropo di fumoterra*, sirop de fumeterre.
S. DE GLOBER, sel de Glauber, sulfate de sodium.
S. DE GRENADES, sirop de grenades.
S. DE GROSEILLE, sirop de groseille.
S. DE GUTETA, faute pour P. DE GUTETA, *pulvis de gutteta*, poudre de guttète (V. *Poudre de guttete*). Peut-être faut-il lire cette inscription *species de gutteta*? Chez les apothicaires, *species officinales* était synonyme de *pulveres officinales*.
S. DE HYSSOPO, *sirupus de hyssopo*, sirop d'hysope.
S. DE IVIVBIS, *sirupus de jujubis*, sirop de jujubes.
S. DE KIN., *sirupus de kinakina*, sirop de quinquina.
S. DE LIMON; S. DE LIMONS, sirop de limons.
S. DE LIMONI., *sirupus de limonibus*, sirop de limons.
S. DE LIQUIRITIA, sirop de réglisse.
S. DE LUM. TERRESTRE, sel volatil de vers de terre, dit sel d'achée.
S. DE MENTHA; S. DE MENTHÆ (*sic*), *sirupus de mentha*, sirop de menthe.
S. DE MEURES, sirop de mûres.
S. DE NENUFAR; S. DE NENUPH., sirop de nénufar.
S. DE NERPRUN; S. DE NOIR PRUN, sirop de nerprun.
S. DE NIMPHEA, *sirupus de nymphæa*, sirop de nénufar.
S. DE NYMPHEA; S. DE NYMPM. (*sic*), *sirupus de nymphæa*, sirop de nénufar.
S. DE P. COMPOSÉ, sirop de pommes composé.
S. DE PAPAUER. R., *sirupus de papavere rubeo*, sirop de coquelicot.
S. DE PAPAV., *sirupus de papavere*, sirop de pavot, sirop diacode.
S. DE PAPAV. RUF. (*sic*), faute pour S. DE PAPAV. RUB., *sirupus de papavere rubeo*, sirop de coquelicot.
S. DE PAPAVERE ALBO, *sirupus de papavere albo*, sirop de pavot blanc, sirop diacode.
S. DE PAU. R., sirop de pavot rouge sirop de coquelicot.
S. DE PAUOT BLANC; S. DE PAUOTS BL., sirop de pavot blanc, sirop diacode.
S. DE. PAVOT, sirop de pavot, sirop diacode.
S. DE PAVOTS BL.; S. DE PAVOTS BLANC., sirop de pavots blancs, sirop diacode.
S. DE PEDE CATI, *sirupus de pede cati*, sirop de pied-de-chat.
S. DE. PEONIA (*italien*), *siropo de peonia*, sirop de pivoine.
S. DE POM. REG. SABOR., *sirupus de pomis regis Saboris*, sirop de pommes composé, du roi Sabor ou Sapor (1).
S. DE POM. S., *sirupus de pomis simplex*, sirop de pommes simple.
S. DE POMES S.; S. DE POMES SIMPLE, sirop de pommes simple.
S. DE POMIS S.; S. DE POMIS SIM.; S. DE POMIS SIMPLEX, *sirupus de pomis simplex*, sirop de pommes simple.
S. DE POMIS SABOR.; S. DE POMIS SAPOR., *sirupus de pomis Saboris, seu Saporis*, sirop de pommes composé du roi Sabor ou Sapor (1).
S. DE POMME COMPOSÉE (*sic*), sirop de pomme composé.
S. DE POMMES, sirop de pommes simple.
S. DE POMMES C., sirop de pommes composé.
S. DE PRASSIO, *sirupus de prassio*, sirop de marrube.
S. DE. PSILIO (italien). Sur une chevrette : *siropo de psilio*, sirop de *psyllium* ou herbe aux puces. Sur un pot à canon : *seme de psilio*, semence de *psyllium*.
S. DE QVINQVE RAD., *sirupus de quinque radicibus*, sirop des cinq racines apéritives.
S. DE REGOLITIO (italien), *siropo de regolitia*, sirop de réglisse.
S. DE RHAMNO, *sirupus de rhamno*, sirop de nerprun.
S. DE RIBES, *sirupus de ribes*, sirop de groseilles.

(1) Le roi Sabor, ou Sapor, est le médecin arabe *Sabour ben Sahl*, mort en 869 de l'ère chrétienne (V. *Histoire de la médecine arabe*, par Lucien LECLERC, t. I, p. 112, Paris, 1876).

S. DE ROSE; S. DE ROSES, sirop de roses, sirop rosat.

S. DE ROSES SOLUTIF, sirop de roses solutif.

S. DE S. RADICIB., faute pour S. DE 5. RADICIB., *sirupus de quinque radicibus*, sirop des cinq racines apéritives.

S. DE SCORDIO, *sirupus de scordio*, sirop de scordium ou germandrée d'eau.

S. DE STÆCAD. (*sic*), faute pour S. DE STŒCHAD., *sirupus de stœchade*, sirop de stœchas.

S. DE STHATADE (*sic*), faute pour S. DE STŒCHADE, *sirupus de stæchade*, sirop de stœchas.

S. DE STŒCADE, *sirupus de stœchade*, sirop de stœchas.

S. DE SVC. CITRI, *sirupus de succo citri*, sirop de suc de citron.

S. DE SVC. FUMARI., *sirupus de succo fumariæ*, sirop de fumeterre.

S. DE SYMPHIT.S., *sirupus de symphito simplex*, sirop simple de grande consoude.

S. DE SYMPHITO, *sirupus de symphito*, sirop de grande consoude.

S. DE TUSSIL.; S. DE TUSSILAG.; S. DE TUSSILAGINE, *sirupus de tussilagine*, sirop de pas-d'âne.

S. DE TUSSILAGE, sirop de tussilage ou pas-d'âne.

S. DE VIOLETES, sirop de violettes.

S. DE 2 RADIC., *sirupus de duabus radicibus*, sirop des deux racines.

S. DE 5• RAD.; S. DE 5 RADIC.; S. DE 5. RADITIBUS (*sic*), *sirupus de quinque radicibus*, sirop des cinq racines apéritives.

S. DECICHOR. (*sic*) CUM. RHEO, *sirupus de cichorio cum rheo*, sirop de chicorée composé avec la rhubarbe.

S. DES. SIMPLES (*sic*), faute pour S. DE S. SIMPLE, sirop de sucre simple. Cette inscription se trouve sur un vase de la Pharmacie centrale des hôpitaux de Paris.

S. DIACOD.; S. DIACODIUM, *sirupus diacodium*, sirop diacode.

S. DIAMARG. FRIG., *species diamargaritæ frigidæ*, espèces ou poudre de *diamargaritum frigidum*.

S. DIANTHOS, *species dianthos*, espèces ou poudre *dianthos*, dont la fleur de romarin (*anthos*) était la base.

S. DOEILLET, sirop d'œillet.

S. E. FLO. PERSIE. (*sic*), *sirupus è floribus persicorum*, sirop de fleurs de pêcher.

S. E. SVC. CARD. BEN., *sirupus è succo cardui benedicti*, sirop de chardon bénit.

S. E. SVC. HEDER. TER., *sirupus è succo hederæ terrestris*, sirop de lierre terrestre.

S. E. SVC. RIBES., *sirupus è succo ribesiorum*, sirop de groseilles.

S. EMETIQUE, sirop émétique.

S. ERYSIM. COP., *sirupus erysimi compositus*, sirop de vélar composé.

S. F. PERSICOR., *sirupus florum persicorum*, sirop de fleurs de pêcher.

S. FARFARA, *sirupus de farfara*, sirop de pas-d'âne.

S. FL. PERSI.; S. FLOR. PERSIC.; S. FLOR. PERSICOR.; S. FLORUM PERSICORUM; S. FLORVM PERSICOR., *sirupus florum persicorum*, sirop de fleurs de pêcher.

S. FL. TUNICÆ; S. FLOR. TUNIC., *sirupus florum tunicæ*, sirop d'œillet.

S. FVMARIÆ, *sirupus fumariæ*, sirop de fumeterre.

S. GRANAT.; S. GRANATOR.; S. GRANATORVM, *sirupus granatorum*, sirop de grenade.

S. HIERÆ SIMPL., *species hieræ simplicis*, espèces ou poudre de hière simple.

S. HISOP.; S. HYSSOPI, *sirupus hyssopi*, sirop d'hysope.

S. ISOPE, sirop d'hysope.

S. IUIUBIMUS (*sic*), faute pour S. IUIUBINUS, *sirupus jujubinus*, sirop de jujubes.

S. IUIUBINUS; S. IVIVBINUS, *sirupus jujubinus*, sirop de jujubes.

S. JUNIBINUS (*sic*), faute pour S. JUJUBINUS, *sirupus jujubinus*, sirop de jujubes.

S. LIMON., *sirupus limonum*, sirop de limons.

S. LIMONIB., *sirupus è limonibus*, sirop de limons.

S. LIMONIS, *sirupus limonis*, sirop de limon.

S. LIMONVM, *sirupus limonum*, sirop de limons.

S. LONG. VIE, sirop de longue vie, mellite de mercuriale composé.

S. LUMB., *sal lumbricorum*, sel de vers de terre, dit sel d'achée. Il y avait aussi un *spiritus lumbricorum*, employé comme remède.

S. MAGISTRAL.; S. MAGISTRALIS, *sirupus magistralis*, sirop magistral.

S. MENTHÆ, *sirupus menthæ*, sirop de menthe.

S. MENTHE, sirop de menthe.

S. MIRTINVS, *sirupus myrtinus*, sirop de myrte.

S. MOROR.; S. MORORUM, *sirupus mororum*, sirop de mûres.

S. MORORUM COMP., *sirupus mororum compositus*, sirop de mûres composé.

S. NIMPHÆÆ, *sirupus nymphææ*, sirop de nénufar.

S. NINPHŒ. (*sic*), *sirupus nymphææ*, sirop de nénufar.

S. NOSTR. DESCR., *sirupus nostræ descriptionis*, sirop de notre invention. Cette inscription se trouve sur un vase de la pharmacie Comein, à Anvers.

S. NYMPH.; S. NYMPHÆ.; S. NYMPHEAI (*sic*), *sirupus nymphææ*, sirop de nénufar.

S. OXYACANT., *sirupus oxyacanthæ*, sirop d'épine-vinette.

S. PAP., *sirupus papaveris*, sirop de pavot, sirop diacode.

S. PAP. RHEAD.; S. PAP. RHEAE. (*sic*), *sirupus papaveris rhœadis*, sirop de coquelicot.

S. PAP. RUBR., *sirupus papaveris rubri*, sirop de coquelicot.

S. PAPAN. (*sic*) ALBI, faute pour S. PAPAV. ALBI, *sirupus papaveris albi*, sirop diacode.

S. PAPAUER. RH., *sirupus papaveris rhœadis*, sirop de coquelicot.

S. PAPAV. ALBI, *sirupus papaveris albi*, sirop diacode.

S. PAPAV. RHÆAD.; S. PAPAVER. R.; S. PAPAVERIS RHAE.; S. PAPAVERIS RHEAD., *sirupus papaveris rhœadis*, sirop de coquelicot.

S. PAUOT RG., sirop de pavot rouge, sirop de coquelicot.

S. PED. CATI, *sirupus pedis cati*, sirop de pied-de-chat.

S. PERSICORVM, *sirupus de floribus persicorum*, sirop de fleurs de pêcher.

S. PHLEGMA GOGUS, *sirupus phlegmagogus*, sirop phlegmagogue, sirop purgatif.

S. POLYCH. SEIG., *sal polychrestum Seignetti*, sel polychreste de Seignette.

S. POMIS, *sirupus de pomis*, sirop de pommes.

S. POMMES C., sirop de pommes composé.

S. PRUNELL., *sal prunellæ*, sel de prunelle, nitrate de potasse fondu.

S. R. CATHARTICO, *sirupus de rhamno cathartico*, sirop de nerprun.

S. REGIS SAP. C., *sirupus regis Saporis compositus*, sirop composé du roi Sapor, sirop de pommes composé.

S. RHAM. CATH., *sirupus rhamni cathartici*, sirop de nerprun.

S. ROS. PALID., *sirupus rosarum pallidarum*, sirop de roses pâles.

S. ROS. RUBR., *sirupus rosarum rubrarum*, sirop de roses rouges.

S. ROSAR., *sirupus rosarum*, sirop rosat.

S. ROSAR. C. SENET. (*sic*) RHEO., faute pour S. ROSAR. C. SEN. ET RHEO, *sirupus rosarum cum senna et rheo*, sirop de roses composé avec le séné et la rhubarbe.

S. ROSAR. CUM AGARIC., *sirupus rosarum cum agarico*, sirop de roses composé avec l'agaric blanc.

S. ROSAR. SIC., *sirupus rosarum siccarum*, sirop de roses sèches.

S. ROSARVM C. RHEO, *sirupus rosarum cum rheo*, sirop de roses composé avec la rhubarbe.

S. ROSAT. R., faute pour S. ROSAR. R., *sirupus rosarum rubrarum*, sirop de roses rouges.

S. ROSAT. SOLUTIF, sirop rosat solutif.

S. SAPORIS, *sirupus Saporis*, sirop du roi Sapor, sirop de pommes composé (Voir p. 75, S. DE POM.).

S. SCAMON., *sirupus scammonii*, sirop de scammonée.

S. STAPHIS AGRÆ, *semen staphysagriæ*, semence de staphysaigre.

S. STOECADOS, *sirupus stœchadis*, sirop de stœchas.

S. SVC. ACETOS., *sirupus succi acetosæ*, sirop d'oseille.

S. SVCCIN., *sirupus succini*, sirop de karabé.

S. SYMP., *sirupus symphyti*, sirop de grande consoude.

S. TUNICÆ, *sirupus tunicæ*, sirop d'œillet.

S. TUSSILLAG.; S. TVSSILAGI., *siru-*

pus tussilaginis, sirop de pas-d'âne.

S. VIOLACEUS, *sirupus violaceus*, sirop violat.

S. VIOLAR. S. F. (*sic*), faute pour S. VIOLAT SF., sirop violat solutif.

S. VIOLARUM; S. VIOLARVM, *sirupus violarum*, sirop violat.

S. VIOLATUS, *sirupus violatus*, sirop violat.

S. 5 RAD. AP., *sirupus de quinque radicibus aperientibus*, sirop des cinq racines apéritives.

SA. C. MED. BOV., *sapo cum medullâ bovinâ*, savon de moelle de bœuf.

SACCHAR. RUBRUM, *saccharum rubrum*, sucre rouge.

SAFFRAN ORI., safran oriental.

SAFRAN NOUVEAU.

SAL ABSINTHII, sel d'absinthe.

SAL SATURNE (*sic*), *sal Saturni*, sel de Saturne, acétate de plomb.

SAPO ALBUS, savon blanc ou médicinal, fait avec l'huile d'olives.

SAPO AMYD., *sapo amygdalinus*, savon amygdalin, savon fait avec l'huile d'amandes douces.

SAPO SATURNI, savon de plomb, emplâtre simple.

SAPO SODÆ AM., *sapo sodæ amygdalinus*, savon amygdalin, savon fait avec l'huile d'amandes douces.

SAPO TARTAREUS, savon de Starkey.

SAPO TEREBENTHI. MESAIZII, *sapo terebinthinaceus Mesaizii*, savon de térébenthine de Mésaize (pharmacien à Rouen, né en 1748, mort en 1811). C'était un savon analogue à celui de Starkey.

SAPO. V. DE STARKEY (*sic*), savon de Starkey.

SAVON DE STARKEY, savon de térébenthine.

SAVON MEDECINAL, savon fait avec l'huile d'olives.

SCENNÉ (*sic*), séné.

SE. ALTHEÆ, *semen althææ*, semence de guimauve.

SE. BERBERIS, *semen berberis*, semence d'épine-vinette.

SE. CYDONE (*sic*), *semen cydoniæ*, semence de coings.

SE. D. PISILIO (italien), *seme di psilio*. semence de psyllium ou herbe aux puces.

SE. LACTUCÆ, *semen lactucæ*, semence de laitue.

SE. PORTULACÆ, *semen portulacæ*, semence de pourpier.

SE. URTICÆ, *semen urticæ*, semence d'ortie.

SEL AMMONIAC, chlorure d'ammonium.

SEL AMONIAC; SEL ARMONIAC, sel ammoniac.

SEL D'ABSINTHE, carbonate de potassium.

SEL D'EPSOM D'ANGLETERRE, sulfate de magnésium.

SEL DE GEMME (*sic*), sel gemme, chlorure de sodium.

SEL DE GLOBERT, sel de Glauber, sulfate de sodium.

SEL DE LAIT, sucre de lait.

SEL DE NITRE, azotate de potassium.

SEL DE SEIGNET.; SEL DE SEIGNETTE, tartrate de potassium et de sodium.

SEL DEPSOM, sel d'Epsom, sulfate de magnésium.

SEL DIPSUM (*sic*), sel d'Epsom, sulfate de magnésium.

SEL DUOB.; SEL DUOBUS, sel de duobus, sulfate de potassium.

SEL GLAUBER, sel de Glauber, sulfate de sodium.

SEL POLYCHRESTE. Il y avait celui de Glaser, qui était le sulfate de potassium, et celui de Seignette, qui était le tartrate de potassium et de sodium.

SEL VEGET., sel végétal, tartrate de potassium.

SEM. ALEHERM. (*sic*), faute pour SEM. ALCHERMES, *semen chermes sive kermes*, kermès ou graine d'écarlate.

SEM. CORIAND., *semen coriandri*, semence de coriandre.

SEMEN AGNI CASTI, semence d'agnus-castus.

SEMENCE CON. P. (?). Cette inscription se trouve sur un vase de la Pharmacie centrale des Hôpitaux de Paris.

SENNÉ DU LEVANT, séné du Levant, séné de la Palthe, séné d'Egypte.

SENNE M., séné mondé.

SI., abréviation pour *sirop* ou *sirupus*.

SIR. DE POLIPODIO D. AGOSTINO (italien), *siropo di polipodio d'Agostino Suessano*, sirop de polipode, dont la formule se trouve dans la pharmacopée de Melichio, intitulée: *Avvertimenti nelle compositioni de' medicamenti* (Venise, 1678, p. 129).

SIR. DI CEDRO (italien), *siropo di cedro*, sirop de citron.

SIROP ANTISCORBUTIQUE.

SIROP D'ALKERMÈS, sirop de kermès.

SIROP D'ALLELUIA, sirop de surelle ou pain de pourceau.

SIROP D'APSINTE (*sic*), sirop d'absinthe.

SIROP D'ARMOISE.

SIROP D'ÉCORCES DE CITRON.

SIROP D'HISOPE, sirop d'hysope.

SIROP D'OËILLET, SIROP D'ŒILLETS.

SIROP D'ORGEAT.

SIROP DE ABSINTHE, sirop d'absinthe.

SIROP DE BERBERIS, sirop d'épinevinette.

SIROP DE BÉTOINE.

SIROP DE BOURACHE; SIROP DE BOURRAC.; SIROP DE BOURRACHE.

SIROP DE CAPILAIRE, sirop de capillaire.

SIROP DE CHICORÉE COMPOSÉE (*sic*), sirop de chicorée composé.

SIROP DE CHICORÉE SIMPLE.

SIROP DE COINGS; SIROP DE COINS.

SIROP DE COQUELICO; SIROP DE COQUELICOTS; SIROP DE COQUERRICO (*sic*).

SIROP DE DIOCODS (*sic*), sirop diacode.

SIROP DE GUIMAUVE.

SIROP DE LIERRE TERRESTRE.

SIROP DE LIMON.

SIROP DE LONGUE VIE.

SIROP DE MENTHE.

SIROP DE MEURE; SIROP DE MURE.

SIROP DE NENUPHAR.

SIROP DE NERPRUN.

SIROP DE OEILLET, sirop d'œillet.

SIROP DE PAS D'ANE.

SIROP DE PAUOT BLANC; SIROP DE PAVOT BLANC.

SIROP DE POMME.

SIROP DE POMME COMPOSÉE (*sic*), sirop de pomme composé.

SIROP DE ROSE.

SIROP DE ROSES SOLUTIF.

SIROP DE SUMAC.

SIROP DES CINQ RACINES.

SIROP DES TROIS FRUITS.

SIROP VIOLAT, sirop de violette.

SIRUP. DE POMIS, *sirupus de pomis*, sirop de pommes.

SP. DE. ROSATA. NI (italien), *spetie de rosata novella Nicolai*, espèces ou poudre du *rosata novella* de Nicolas de Salerne, auteur de l'*Antidotarium Nicolai.*

SP. DIASCORD., *species diascordii*, espèces ou poudre de diascordium.

SPE. DIARHOD. ABBA. (italien), *spetie diarhodone abbate*, espèces ou poudre du *diarrhodon abbatis*, de Nicolas de Salerne.

SPERMA CETI, blanc de baleine.

SPICO NARDO (italien), spicanard ou nard indien.

SPODIU. USTU., *spodium ustum*, spode ou ivoire brûlé à blanc.

SPONGIA P.P. CUM CERA, *spongia præparata cum cera*, éponge préparée avec la cire.

STAECHAS (*sic*) AR. ET CIT., stœchas arabique et citrin.

STIRAX LIQUIDE, styrax, liquidambar.

STYR. LIQUIDA (*sic*); STYRAX LIQUIDUS, styrax, liquidambar.

SUBLIMÉ CORROSIF.

SUCRE PURGATIF.

SUCRE ROSAL (*sic*), sucre rosat.

SUG. DE PINPINELLA (italien), *sugo di pimpinella*, suc de pimprenelle.

SUPP. B. CACAO, suppositoire au beurre de cacao.

SUPP. SAPONIS, *suppositorium saponis*, suppositoire de savon.

SUPPURATIF, onguent suppuratif, onguent basilique.

SV°. DI. LVPPOLI (italien), *sugo di lupoli*, suc de houblon.

SV° METRICARIA (italien), *sugo di matricaria*, suc de matricaire.

SVC. ROSAR., *succus rosarum*, suc de roses.

SVCO. DE. ASE. CO. (italien), *suco de assentio condensato*, suc d'absinthe concret.

SY., abréviation pour *syrupus*, sirop.

SY. ABSYNTHII, *syrupus absinthii*, sirop d'absinthe.

SY. ARRANTIO., *syrupus arantiorum*, sirop d'oranges.

SY. ARTHEM., *syrupus artemisiæ*, sirop d'armoise.

SY. BISANTINO (italien), *syropo bisantino*, sirop byzantin de Mésué.

SY. CARRIOPH., *syrupus caryophillatus*, sirop d'œillets.
SY. CHARAS, *syrupus emeticus Charas*, sirop émétique de Charas.
SY. CIDONIOR., *syrupus cydoniorum*, sirop de coings.
SY°. Dⁱ. AGRO. Dⁱ. CEDRO, *syropo di agro di cedro*, sirop d'aigre de cèdre, sirop de citron.
SY. D. BISANTI., *syrupus de Byzantiis, seu byzantinus*, sirop byzantin de Mésué.
SY^e. D. BISANTI. S. A. (italien), *syropo di Bisanti senza aceto*, sirop byzantin sans vinaigre.
SY° D. DOI. RADIGE (italien), sirop des deux racines.
SY. D. EPITTIMO (italien), *syropo di epithimo*, sirop d'epithyme ou cuscute.
SY°. D. ESTICHADOS (italien), *syropo di sticados*, sirop de stœchas.
SY° D. SVCCO. ACETOS', *syropo di succo di acetosa*, sirop d'oseille de Mésué.
SY°. DE. ENDIVIA (italien), *syropo de endivia*, sirop d'endive.
SY° DE ENIUIE (italien), *syropo de endivia*, sirop d'endive.
SY. DE EPITTIMO (italien), *syropo di epitimo*, sirop d'epithyme ou cuscute.
SY° DE STICHADOS (italien), *syropo di sticados*, sirop de stœchas.
SY. DI. ARTEMISIA (italien), *syropo di artemisia*, sirop d'armoise.
SY° DI BRETONICA (italien), *syropo di bretonica*, sirop de bétoine.
SY°. DI. ISTICADE (italien), *syropo di stecade*, sirop de stœchas.
SY°. DI. LVPPOLI (italien), *syropo di lupoli*, sirop de houblon.
SY° DI TRIBES (italien), *syropo di ribes*, sirop de groseilles.
SY. DIASCORD., *syrupus diascordium*, sirop de scordium.
SY. DICICORIA. S. (italien), *syropo di cicoria semplice*, sirop de chicorée simple.
SY°. DIDVA. RADICE (italien), *syropo di due radici*, sirop des deux racines.
SY°. DY. PAPAVERO (italien), *syropo di papavero*, sirop de pavot.
SY. ERESIM., *syrupus erysimi*, sirop de vélar.
SY. KARABEI, *sirupus karabei*, sirop de karabé, sirop de succin.
SY. KIN. K., *syrupus kinæ kinæ*, sirop de quinquina.
SY. MORORUM, *syrupus mororum*, sirop de mûres.
SY. NIMPHAE., *syrupus nymphææ*, sirop de nénufar.
SY. PEONIAE, *syrupus pæoniæ*, sirop de pivoine.
SY. PERSICOR., *syrupus persicorum*, sirop de fleurs de pêcher.
SY. POMORU., *syrupus pomorum*, sirop de pommes.
SY. Q. RADIC., *syrupus quinque radicum*, sirop des cinq racines apéritives.
SY° ROS. SINPL. (italien), *syropo rosato simplice*, sirop rosat simple.
SY. ROSA. P., *syrupus rosarum pallidarum*, sirop de roses pâles.
SY° ROSATO (italien), *syropo rosato*, sirop rosat.
SY. VIOLAE, *syrupus violæ*, sirop de violette, sirop violat.
SY° VIOLATI. DE V° (italien), *syropo violati delle viole*, sirop violat.
SY°° VIOLATUS, *syrupus violatus*, sirop violat.
SYO. D. BVGALOSSA (italien), *syropo di bugalossa*, sirop de buglosse.
SYR. ABSINT., *syrupus absinthii*, sirop d'absinthe.
SYR. ACETOS., *syrupus acetosæ*, sirop d'oseille.
SYR. ALTEAE S., *syrupus althææ simplex*, sirop de guimauve simple.
SYR. CERASOR. NIG., *syrupus cerasorum nigrorum*, sirop de cerises noires.
SYR. CYDON., *syrupus cydoniorum*, sirop de coings.
SYR. D. EUPATORIO. MESU., *syrupus de eupatorio Mesue*, sirop d'eupatoire de Mésué.
SYR. DE ALTH. SIMPL., *syrupus de althæa simplex*, sirop de guimauve simple.
SYR' DE ALTHEA FERNELLI, *syrupus de althæa Fernelli*, sirop de guimauve de Fernel.
SYR. DE BERTONICA (*sic*); SYR. DE BETONICA, *syrupus de betonica*, sirop de bétoine.
SYR. DE MECON., *syrupus de meconio*, sirop d'opium.
SYR. DE SPIN. CERV., *syrupus de spina cervina*, sirop de nerprun.

SYR. DE STOECH,, *syrupus de stœchade*, sirop de stœchas.

SYR. DE SUCCO LIMON., *syrupus de succo limonum*, sirop de suc de limons.

SYR. DE SYMPHYTO, *syrupus de symphyto*, sirop de grande consoude.

SYR° DI LIQUIR[tii] (italien), *syropo di liquiritia*, sirop de réglisse.

SYR. DIAMOROP. (*sic*), faute pour SYR. DIAMORUM, *syrupus diamorum*. « *Diamorum simplex*, dit Nicolas Lemery (*Pharmacopée*, Paris, 1697, p. 25), est le sirop de meure ordinaire ».

SYR. DIASENN., *syrupus diasennæ*, sirop de séné.

SYR. ERISMI. L., *syrupus erysimi Lobelii*, sirop de vélar composé.

SYR. GLYCIRICIZA. (*sic*), *syrupus de glycyrrhiza*, sirop de réglisse.

SYR. GRANOR. CHERM., *syrupus granorum chermes*, sirop de kermès.

SYR. HISSOP., *syrupus hyssopi*, sirop d'hysope.

SYR. JUJUBINUS, *syrupus jujubinus*, sirop de jujubes.

SYR. LIMON., *syrupus limonum*, sirop de limons.

SYR. MENTHAE, *syrupus menthæ*, sirop de menthe.

SYR. PAPAV. ALB., *syrupus papaveris albi*, sirop de pavot blanc, sirop diacode.

SYR. ROS. SICC., *syrupus rosarum siccarum*, sirop de roses sèches.

SYR. ROSAR. DAMASCEN., *syrupus rosarum damascenarum*, sirop de roses de Damas.

SYR. ROSARUM. SOL., *syrupus rosarum solutivus*, sirop de roses solutif.

SYR. TICIUB. (*sic*), faute pour SYR. IUIUB., *syrupus jujubinus*, sirop de jujubes.

SYR. VIOL. CELEST., *syrupus violarum cœlestis*, sirop de violettes supérieur.

SYR. VIOL. SOL., *syrupus violatus solutivus*, sirop violat solutif.

SYRUP. ABSYNTH., *syrupus absinthii*, sirop d'absinthe.

SYRUP. CAPIL. VENERIS, *syrupus capillorum Veneris*, sirop de capillaire.

SYRUP. CIDONORIUM (*sic*), *syrupus cydoniorum*, sirop de coings.

SYRUP. DE PESIO (italien), faute pour SYRUP. DE PESCO, *syropo de pesco*, sirop de fleurs de pêcher.

SYRUP. NIMPHEÆ, *syrupus nymphææ*, sirop de nénufar.

SYRUP. ROSARUM PALLID., *syrupus rosarum pallidarum*, sirop de roses pâles.

T

T., abréviation pour *trochisci* ou *trochisques*.

T. ALBI RHASIS, *trochisci albi Rhasis*, trochisques blancs de Razès. Baumé (*Élémens de Pharmacie*, Paris, 1762, p. 591) les appelle « trochisques de Blanc Rhasis ».

T. ALHAND., *trochisci alhandal*, trochisques alhandal, trochisques à la coloquinte (la coloquinte s'appelle *handhal* en arabe).

T. ALKEKENGI, *trochisci alkekengi*, trochisques d'alkékenge.

T. DE ABSITHIO (*sic*), *trochisci de absinthio*, trochisques d'absinthe.

T. DE CAPHURA, *trochisci de caphura*, trochisques de camphre.

T. GORDONII, *trochisci Gordonii*, trochisques de Bernard de Gordon (de Montpellier), auteur du *Lilium medicinæ*.

T. HEDYCHROY, *trochisci hedychroi*, trochisques d'*hedychroon*, dits par les apothicaires d'*hedicroï* ou d'*hedycroum*.

TAB. BECHIQUE, tablette béchique.

TAB. DE SOUFFRE, tablette de soufre.

TAB. DIACARTHAMY, tablette *diacarthami*, dont le carthame était la base.

TAB. STOMACHIQUE, tablette stomachique.

TABAC. TABAC DE QUALITÉ. TABAC SAINT VINCENT.

TABLETTE CARTAMY, tablette *diacarthami*, dont le carthame était la base.

TAMARIN, fruit du tamarinier.

TAMARIND. ; TAMARINDI ; TAMAR INDI, *tamarindi*, tamarins.

TAMARINS G., tamarins en gousses (?).

TART. SOLUBIL., *tartarus solubilis*, tartre soluble, tartrate de potassium.

TEREB. COCTA ; TEREBI. COCTA, *terebinthina cocta*, térébenthine cuite.

TÉRÉBENT., térébenthine.

TEREBIN. PIN. MAR., *terebinthina pini maritimi*, térébenthine de Bordeaux.

TEREBINTHINA VENETA, térébenthine de Venise.

TERIACA MAGNA ANDROMACI, *theriaca magna Andromachi*, thériaque d'Andromaque.

TERIAQUE, thériaque.

TERIAQUE DIATESSARON, thériaque *diatessaron*, composée de quatre (τέσσαρες) ingrédients.

THAMARIN.; THAMARINDS; THAMARINS, tamarins.

THER. ANDR.; THER. ANDRO.; THERI. ANDROM.; THERIACA. A.; THERIACA ANDR.; THERIACA ANDROMACH.; THERIACA ANDROMACHI, thériaque d'Andromaque.

THER. MAGN.; THERIAC. MAGNA; THERIACA MAGNA, thériaque d'Andromaque.

THERIA. DOU., thériaque double.

THERIAC. F., faute pour THERIAQ. F., thériaque fine.

THERIACA, thériaque.

THERIACA AND. S., *theriaca Andromachi senioris*, thériaque d'Andromaque l'ancien, médecin de l'empereur Néron.

THERIACA CŒLESTIS, thériaque céleste.

THERIACA DIATESSAR.; THERIACA DIATESSARON, thériaque *diatessaron* de Mésué, thériaque des pauvres, thériaque des quatre drogues.

THERIACA SCMARAGDINA (*sic*), *theriaca smaragdina* de la Pharmacopée d'Augsbourg. L'émeraude (*smaragdus*) en était la base.

THERIAQ. DIAT.; THERIAQUE DIAT.; thériaque *diatessaron*, composée de quatre (τέσσαρες) ingrédients.

THERIAQU. F.; THERIAQUE F.; THERIAQUE FIN.; THERIAQUE FINE.

THÉRIAQUE.

THERIAQUE CEL., thériaque céleste.

THERIAQUE DE V.; THERIAQUE DE VENISE.

THERIAQUE RF., thériaque réformée.

TR. BECHI. N., *trochisci bechici nigri*, trochisques béchiques noirs.

TR. CORALL., *trochisci de corallo*, trochisques de corail.

TR. CORDIAL., *trochisci cordiales*, trochisques cordiaux.

TR. D'HEDICROI, trochisques *d'hedicroï*. Voir T. HEDYCHROY.

TR. DE ABSINTH., *trochisci de absinthio*, trochisques d'absinthe.

TR. PURGANT., *trochisci purgantes*, trochisques purgatifs.

TRIFERA PERSICA (italien), *tryphera persica* de Mésué.

TRIPHERA PERS.; TRIPHERA PERSICA, *tryphera persica* de Mésué. *Tryphera* vient du grec τρυφερός, délicat.

TROC. ALANDI. (*sic*), *trochisci alandal, seu alhandal*, trochisques alhandal, ou à la coloquinte (*handhal* en arabe).

TROC. MINIO, *trochisci de minio*, trochisques de minium.

TROCHISQUES DE PERLES.

TUTHIA ALEXANDR., *tutia alexandrina*, tutie d'Alexandrie.

TUTIE. PREP. (italien), tutie préparée.

U

U., abréviation pour les mots : latin *unguentum*, ancien français *unguent*, italien et espagnol *unguento*.

U. AD AMBUSTA, *unguentum ad ambusta*, onguent à la brûlure.

U. AD LIENEM, *unguentum ad lienem, seu spleneticum*, onguent splénétique.

U. AD PEDICVLOS, *unguentum ad pediculos*, onguent contre les poux.

U. AD SCAB.; U. AD SCABIEM, *unguentum ad scabiem*, onguent pour la gale, pommade antipsorique.

U. AD SCAB. ÆQU., *unguentum ad scabiem equorum*, onguent pour la gale des chevaux.

U. AD SCAB. VIRID., *unguentum ad scabiem viride*, onguent vert contre la gale.

U. AD TENIAM (*sic*), faute pour U. AD TINEAM, *unguentum ad tineam*, onguent contre la teigne.

U. AD TINEAM, *unguentum ad tineam*, onguent contre la teigne.

U. ÆGIPTIAC.; U. ÆGYPT.; U. ÆGYPTIAC.; U. ÆGYPTIACVM, *unguentum ægyptiacum*, onguent égyptiac.

U. AGRIPPÆ, *unguentum Agrippæ*, onguent d'Agrippa, ou de bryone.
U. ALABAST.; U. ALLABAST. (*sic*), *unguentum alabastrinum*, onguent d'albâtre.
U. ALB. RH.; U. ALB. RHAS.; U. ALB. RHASIS; U. ALBUM R.; U. ALBUM RASIS; U. ALBUM RHA.; U. ALBUM RHASIS, *unguentum album Rhasis*, onguent blanc de Razès, dit vulgairement *blanc-raisin*.
U. ALTHÆA, *unguentum de althæa*, onguent d'althæa.
U. ALTHÆÆ, *unguentum althææ*, onguent d'althæa.
U. ALTHEA, *unguentum de althæa*, onguent d'althæa.
U. ALTHŒ., *unguentum de althæa*, onguent d'althæa.
U. ANTI-OPH., *unguentum ophthalmicum*, onguent ophtalmique ou de tutie.
U. APOSTOLOR.; U. APOSTOLORUM, *unguentum Apostolorum*, onguent des Apôtres, ou de douze drogues.
U. ARAGON; U. AREGON, *unguentum aregon*, onguent *aregon* de l'*Antidotaire Nicolas* (Paris, 1896, p. 33). *Aregon* vient du grec ἀρηγών, auxiliaire, secourable.
U. ARCÆI, *unguentum Arcæi*, baume d'Arcæus.
U. ARTHAN.; U. ARTHANIT.; U. ARTHANITH., *unguentum arthanitæ*, onguent d'arthanita.
U. ARTHANITA, *unguentum de arthanita*, onguent d'arthanita.
U. AUREO (italien), *unguento aureo*, onguent doré.
U. AUREUM; U. AVREVM, *unguentum aureum*, onguent doré.
U. BASILIC.; U. BASILICUM, *unguentum basilicum*, onguent basilique, onguent suppuratif.
U. BASILIC. MAJ., *unguentum basilicum majus*, onguent basilique majeur.
U. BETONICÆ, *unguentum seu emplastrum betonicæ*, emplâtre de bétoine.
U. CERUL., *unguentum cæruleum*, onguent bleu de la *Pharmacopée* de Quincy (Paris, 1749, II, p. 270), pommade mercurielle.
U. CITRINO (italien), *unguento citrino*, onguent citrin.
U. CITRINUM, *unguentum citrinum*, onguent citrin.
U. COMITIS.; U. COMITISS.; U. COMITISSE, *unguentum comitissæ*, onguent de la comtesse, pommade astringente.
U. CORAG. (italien), *unguento corale*, onguent cordial.
U. COT. SCAB., *unguentum contra scabiem*, onguent contre la gale.
U. CUCUMER., *unguentum cucumeris*, pommade de concombre.
U. D. LITARGIRI. (italien), *unguento di litargirio*, onguent de litharge, onguent *nutritum* ou *triapharmacum*.
U. D. MINIO, *unguentum de minio*, onguent de minium, onguent rouge camphré.
U. D. SABUCO, *unguentum de sambuco*, onguent de sureau, pommade de sureau.
U. D'ALTHEA, « unguent » d'althæa.
U. DALTHEE, « unguent » d'althæa.
U. DE ALTHÆA; U. DE ALTHEA, *unguentum de althæa*, onguent d'althæa.
U. DE ARTHANITA, *unguentum de arthanita*, onguent d'arthanita.
U. DE BOLO, *unguentum de bolo*, onguent de bol d'Arménie.
U. DE CYRIL., *unguentum de Cirillo*, pommade de Cirillo.
U. DE DAPH. GN., *unguentum de Daphne Gnidio*, pommade au garou.
U. DE LINARIA, *unguentum de linaria*, onguent de linaire, pour les hémorroïdes.
U. DE STIRCE (*sic*), *unguentum de styrace*, onguent de storax.
U. DE STIRGÆ (espagnol), *unguentum de styrace*, onguent de storax.
U. DE STYRACE, *unguentum de styrace*, onguent de storax.
U. DE TUTH.; U. DE TUTHIA, *unguentum de tutia*, onguent ophtalmique ou de tutie.
U. DESICATINUM (*sic*) RUBRUM, *unguentum dessiccativum rubrum*, onguent dessiccatif rouge.
U. DESSIC. R., *unguentum dessiccativum rubrum*, onguent dessiccatif rouge.
U. DESSICATERU. (*sic*), *unguentum dessiccativum rubrum*, onguent dessiccatif rouge.
U. DESSICATIV. R., *unguentum dessiccativum rubrum*, onguent dessiccatif rouge.
U. DIALTHÆAS, *unguentum dialthæa*, onguent d'althæa, « dialtee » de l'*An-*

tidotaire Nicolas (Paris, 1896, p. 34 et 58).

U. DIAPOMPHOLIGOS; U. DIAPOMPHOLY., *unguentum pompholygos*, onguent pompholyx.

U. DIGEST. ROS., *unguentum digestivum rosatum*, onguent digestif magistral : il y entrait de l'huile rosat, de la térébenthine et de la cire blanche.

U. DIGEST. S., *unguentum digestivum simplex*, onguent digestif simple.

U. DIGESTIV., *unguentum digestivum*, onguent digestif.

U. DITVTIA (italien), *unguento di tutia*, onguent de tutie, onguent ophtalmique.

U. DUCIS NIG., *unguentum ducis nigrum*, onguent noir du duc.

U. DUCIS RUB., *unguentum ducis rubrum*, onguent rouge du duc.

U. DUDUC (*sic*), « unguent » du duc.

U. EGIP.; U. EGIPT.; U. EGYPTIAC.; U. EGYPTIACVM, *unguentum ægyptiacum*, onguent égyptiac.

U. EPIPASTIC. (*sic*), *unguentum epispasticum*, onguent épispastique.

U. EPISP., *unguentum epispasticum*, onguent épispastique.

U. FUSC. MAT., *unguentum fuscum matris*, onguent brun, dit de la mère.

U. FUSC. S. LYTH., *unguentum fuscum sine lithargyro*, onguent brun sans litharge, du *Codex* de Paris.

U. FUSCUM; U. FVSCVM, *unguentum fuscum*, onguent brun, de Nicolas de Salerne.

U. FUSCUM THECLŒ (*sic*), *unguentum fuscum Theclæ*, onguent brun de la mère Thècle, onguent de la mère.

U. FUSCUS (*sic*), *unguentum fuscum*, onguent brun de Nicolas de Salerne.

U. FUSEUM (*sic*) NIC., *unguentum fuscum Nicolai*, onguent brun de Nicolas de Salerne.

U. GENOVEFÆ; U. GENOVEVÆ, *unguentum Genovefæ*, baume de Geneviève, onguent de Geneviève ou de térébenthine camphré.

U. GRISEUM, *unguentum griseum*, onguent gris.

U. HÆMORRHOROÏD. (*sic*), *unguentum hæmorrhoidale*, onguent antihémorrhoïdal.

U. INULAT.; U. INULATUM, *unguentum enulatum*, onguent d'aunée.

U. LAURI, *unguentum lauri*, onguent de laurier.

U. LAURIN., *unguentum laurinum*, onguent de laurier.

U. LITRIGERIO (italien), *unguento di litargirio*, onguent de litharge, onguent *nutritum* ou *triapharmacum*.

U. LORINUM, *unguentum laurinum*, onguent de laurier.

U. MALVIN., *unguentum malvinum*, onguent de mauve. *Malvinum* est du latin d'apothicaire : on doit dire *malvaceum*.

U. MARTIACUM (*sic*), *unguentum martiatum*, onguent *martiatum*.

U. MARTIAT.; U. MARTIATU.; U. MARTIATUM, *unguentum martiatum*, onguent *martiatum*.

U. MARTIATIUM (*sic*), *unguentum martiatum*, onguent *martiatum*.

U. MATRIS, *unguentum matris*, onguent de la mère, onguent brun.

U. MERC. S. VULG. GRI., *unguentum mercuriale seu vulgo griseum*, onguent gris.

U. MER||CU. SIM., *unguentum mercuriale simplex*, onguent mercuriel simple.

U. MERCUR., *unguentum mercuriale*, onguent mercuriel.

U. MERCUR. PART. ÆQUA.; U. MERCURIALE P. E., *unguentum mercuriale partibus æqualibus*, onguent mercuriel à parties égales.

U. MERCURIAL. D., *unguentum mercuriale duplicatum*, onguent mercuriel double.

U. MERCURIALE SIMPLEX, *unguentum mercuriale simplex*, onguent mercuriel simple.

U. MITRIT. (*sic*), faute pour UNG. NUTRIT., *unguentum nutritum*, onguent de litharge, onguent *nutritum* ou *triapharmacum*.

U. MONDIF. OPP. (*sic*), *unguentum mundificativum apii*, onguent mondificatif d'ache.

U. MUD. DE. A., *unguentum mundificativum de apio*, onguent mondificatif d'ache.

U. MUND. APII; U. MUNDIF. APII; U. MUNDIFIC. AP., *unguentum mundificativum apii*, onguent mondificatif d'ache.

U. MUND. D., *unguentum mundificativum doctoris*, onguent mondificatif du docteur.

U. MUNDI. D. AP.; U. MUNDIFICAT. DE APIO, *unguentum mundificativum de apio*, onguent mondificatif d'ache.

U. MUNDIFI.; U. MUNDIFICATIVUM, *unguentum mundificativum*, onguent mondificatif.

U. MUNDIFICAT. DE R., *unguentum mundificativum de resina*, onguent mondificatif de résine.

U. NEAP. D.; U. NEAPOL. D.; U. NEAPOLIT. D.; U. NEAPOLITAN. DUPLICAT., *unguentum neapolitanum duplicatum*, onguent napolitain double.

U. NEAP. S.; U. NEAPOL. S., *unguentum neapolitanum simplex*, onguent napolitain simple.

U. NEAPOLITAN.; U. NEAPOLITANU[m], *unguentum neapolitanum*, onguent napolitain.

U. NERVALE, *unguentum nervale*, onguent nervin. Les apothicaires disaient habituellement : *unguentum nervinum*.

U. NERVIN., *unguentum nervinum*, onguent nervin.

U. NICOTIAN.; U. NICOTIANÆ; U. NICOTIANUM, *unguentum nicotianæ, seu nicotianum*, onguent de nicotiane, onguent de tabac.

U. NUTR.; U. NVTRIT.; U. NUTRITU.; U. NVTRITVM, *unguentum nutritum*, onguent de litharge, onguent *nutritum* ou *triapharmacum*.

U. OL. LAURIN., *unguentum olei laurini*, onguent de laurier préparé avec de l'huile de laurier.

U. PECTORAL., *unguentum pectorale*, onguent pectoral.

U. PETORALE (*sic*), *unguentum pectorale*, onguent pectoral.

U. POMOR., *unguentum pomorum*, *unguentum pomatum officinale*, pommade officinale.

U. POMPHOL.; U. POMPHOLIG.; U. POMPHOLY, *unguentum pompholygos*, onguent de pompholyx.

U. POMPHOLIX; U. POMPOLIX (*sic*), « unguent » de pompholyx.

U. POPUL.; U. POPULE.; U. POPULEON; U. POPULEUM, *unguentum populeum*, onguent populéum.

U. POPUL. EQUIB. (*sic*), *unguentum populeum equinum*, onguent populéum pour les chevaux, onguent de Montpellier de Solleysel (*Le Parfait Mareschal*. Nouvelle édition, Paris, 1723, I, p. 135).

U. POUR LES PLAYES, « unguent » pour les plaies.

U. PRO. IGNE, *unguentum pro igne, seu ad ambusta*, onguent pour la brûlure.

U. RASINO (italien), *unguento rasino magistrale*, onguent de résine.

U. RESUMPTIUUM; U. RESUMTIVUM, *unguentum resumptivum*, onguent résomptif.

U. ROSA. MES.; U. ROSATUM M., *unguentum rosatum Mesuæ*, onguent rosat de Mésué.

U. ROSAT.; U. ROSATU.; U. ROSATUM, *unguentum rosatum*, onguent rosat.

U[e] ROSATO MALVINO (italien), *unguento rosato malvino*, onguent rosat à la mauve, de Giorgio Melichio.

U. ROZ., *unguentum rosatum*, onguent rosat.

U. RUB. EXSIC., *unguentum rubrum exsiccativum, seu dessiccativum*, onguent dessiccatif rouge.

U. RVBEVM CAPH., *unguentum rubeum caphuratum*, onguent rouge camphré.

U. SAL., *unguentum salicis*, pommade de saule.

U. SATURN. (anglais), *unguentum saturninum, vulgo balsamum universale*, de Quincy, baume universel ou liniment saturné.

U. SCABIOSU., *unguentum scabiosum, seu ad scabiem*, onguent pour la gale.

U. SCARABÆOR.; U. SCARABÆORUM; U. SCARABEOR., *unguentum scarabeorum*, onguent de scarabées ou d'escarbots.

U. STIRACE, *unguentum de styrace*, onguent de storax.

U. STYRACIS, *unguentum styracis*, onguent de storax.

U. TETRAPH., *unguentum tetrapharmacum*, onguent basilique mineur de Mésué, appelé *tetrapharmacum* parce qu'il était composé de quatre drogues : cire, résine, poix noire et huile.

U. TRIAPH., *unguentum triapharmacum*, onguent de litharge, onguent *nutritum* ou *triapharmacum*, ainsi appelé parce qu'il était composé de trois drogues : litharge d'or, vinaigre et huile.

Uᵒ VERDE (italien), *unguento verde*, onguent vert.

UNG., abréviation pour les mots : latin *unguentum*, italien et espagnol *unguento*, ancien français *unguent*. Voir les inscriptions commençant par U.

UNGT., abréviation pour les mots *unguentum* et *unguent*.

UNGUENT STYRAX, onguent de storax.

UNGUENTUM. Voir les inscriptions commençant par U.

UNGUENTUM FUSCUM THECLŒ (*sic*), onguent de la mère, onguent brun de la mère Thècle.

V

V. Sur un pot de faïence, la lettre V, commençant une inscription, est presque toujours V voyelle, c'est-à-dire U, et l'abréviation V. doit être lue : soit *unguentum*, soit *unguento*, soit *unguent*, selon que l'inscription est ou latine, ou italienne, ou espagnole, ou française. Voir les inscriptions commençant par U.

V. BASILIC., *unguentum basilicum*, onguent basilicum.

V. MINI., *unguentum minii*, onguent de minium.

VIRID. AERIS ; VIRID. ERIS, *viride æris*, verdet, vert-de-gris du commerce.

VNG. ; VNGT., abréviations pour UNG. et UNGT. Voir les inscriptions commençant par U.

Y

YACINTHE PREPAREE, hyacinthe préparée, réduite en poudre impalpable.

Z

ZINZIBERIS QDIT., faute pour ZINZIBER CONDITUM, gingembre confit.

ZV. BVGLOSATO (italien), *zuccaro buglossato*, *saccharum buglossatum* de Mésué, fleurs de buglosse confites au sucre.

ZVC. ROSATO (italien), *zuccaro rosato*, sucre rosat,

EXPLICATION DES PLANCHES

PLANCHE I

FIGURE 1. — Pilulier de faïence, haut de 12 centimètres, portant l'inscription : *p. fœtid. mai.* en lettres gothiques, c'est-à-dire *pilulæ fœtidæ majores*.

FIGURE 3. — Même pilulier, vu d'un autre côté ; on y lit le chiffre de l'apothicaire qui l'a fait fabriquer.

FIGURE 2. — Grande bouteille de faïence, haute de 45 centimètres, portant les inscriptions : *S. iean. D^e dieu* d'un côté, et de l'autre *: A. pauer. R.*, c'est-à-dire *Aqua papaveris Rhœadis* (Eau de coquelicot).

PLANCHE II

FIGURE 1. — Cruche de faïence, haute de 35 centimètres, portant l'inscription : SIROP DE LIMON.

FIGURE 2. — Cruche de faïence, haute de 35 centimètres, portant l'inscription : SIROP DE PAVOT BLANC.

PLANCHE III

FIGURES 1 ET 3. — Pots à canon, hauts de 40 centimètres.

FIGURE 2. — Vase à thériaque, haut de 56 centimètres, monté sur un piédestal de faïence, haut de 17 centimètres et orné des armes de Necker et de sa femme, née Curchod. Ce vase provient de l'Hôpital Necker.

PLANCHE IV

Grand vase de faïence, haut de 54 centimètres, portant sur le pied l'inscription : *Lenitif fin*, et sur la panse les armes de Necker et de sa femme. Ce vase provient de l'Hôpital Necker.

PLANCHE V

Grand vase de faïence, haut de 75 centimètres, portant l'inscription : CONFECT. DE || HIACINTh., c'est-à-dire *Confectio de hiacintho* (Confection d'hyacinthe).

PLANCHE VI

Vase de faïence, haut de 48 centimètres, portant l'inscription : ELEC. DIAPRUN, c'est-à-dire *Électuaire diaprun.*

PLANCHE VII

Vase de faïence armorié, en forme de soupière, haut de 43 centimètres, portant l'inscription : ORVIÉTAN. Provient de l'Hôpital Beaujon.

PLANCHE VIII

Figure 1. — Vase de faïence, haut de 30 centimètres, orné du chiffre de Stanislas Leszczynski, roi de Pologne, duc de Lorraine.

Figure 2. — Vase de faïence armorié, haut de 36 centimètres, portant l'inscription : CATHOLICUM D., c'est-à-dire *Catholicum double.* Ce vase provient de l'Hôpital Beaujon.

Figure 3. — Vase semblable à celui de la Figure 1, vu du côté de l'inscription, qui est : *Apis Mellifica.*

PLANCHE IX

Figure 1. — Vase de faïence, haut de 37 centimètres, portant l'inscription : THERIACA.

Figure 2. — Vase de faïence, haut de 37 centimètres, portant l'inscription : *Diaprun SoluriF* (*sic*), au lieu de *Diaprun Solutif.*

Figure 3. — Vase de faïence, haut de 51 centimètres, portant l'inscription : *Conf. Hyacintor.*, c'est-à-dire *Confectio Hyacintorum* (Confection d'hyacinthe).

PLANCHE X

Figure 1. — Vase de faïence, haut de 41 centimètres, portant l'inscription : ELECTUARIUM CATHOLICUM.

Figure 2. — Vase de faïence, haut de 35 centimètres.

PLANCHE XI

Figure 1. — Pot à canon, haut de 18 centimètres, portant l'inscription : B. VIRIDE, c'est-à-dire *Balsamum viride Metensium* (Baume vert de Metz).

Figure 2. — Pot à canon, haut de 18 centimètres, portant l'inscription : METRID : DEM., au lieu de MITRID : DAM., *Mithridatium Damocratis* (Mithridate de Damocrate).

Figure 3. — Pot à canon, haut de 18 centimètres, portant l'inscription : E. DIASCORD : FR :, *Electuarium Diascordium Fracastorii.*

PLANCHE XII

Pot à canon, haut de 25 centimètres, portant l'inscription : Ex : Lupuli, *Extractum Lupuli* (Extrait de houblon).

PLANCHE XIII

Pot à canon armorié, haut de 215 millimètres, provenant d'une apothicairerie de Capucins.

PLANCHE XIV

Figure 1. — Chevrette italienne armoriée, haute de 20 centimètres, portant l'inscription : SY. D. PAPAVE. (Sirop de pavot).

Figure 2. — Pot à canon, haut de 28 centimètres.

Figure 3. — Vase armorié, haut de 20 centimètres, provenant d'une apothicairerie de Jésuites.

CET OPUSCULE, TIRÉ A 150 EXEMPLAIRES,

A ÉTÉ IMPRIMÉ

AUX FRAIS DE LA SOCIÉTÉ SYNDICALE DES PHARMACIENS DE LA COTE-D'OR

PAR

JACQUOT & FLORET

IMPRIMEURS A DIJON

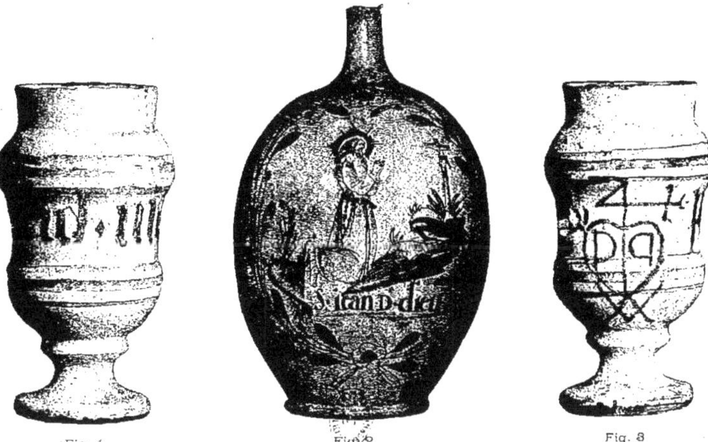

Fig. 1 Fig. 2 Fig. 3

Figures 1 et 3. — Piluliers de faïence, hauts de 0,12 centimètres, appartenant au Dr Louis Marchant, de Dijon.
Figure 2. — Grande bouteille de faïence, haute de 0,45 centimètres, appartenant à la Pharmacie Centrale des Hôpitaux civils de Paris.

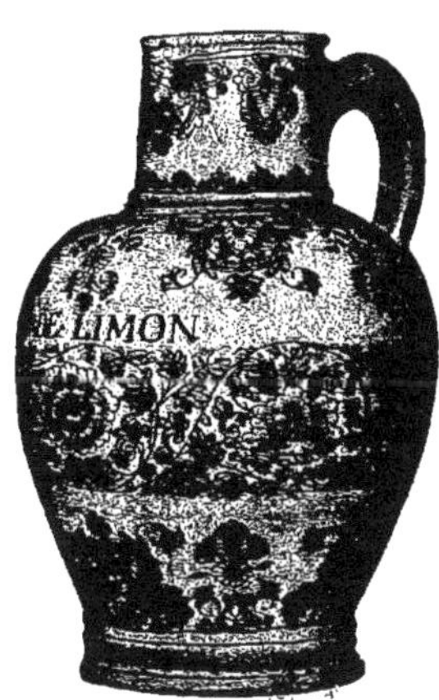

Fig. 1

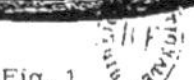

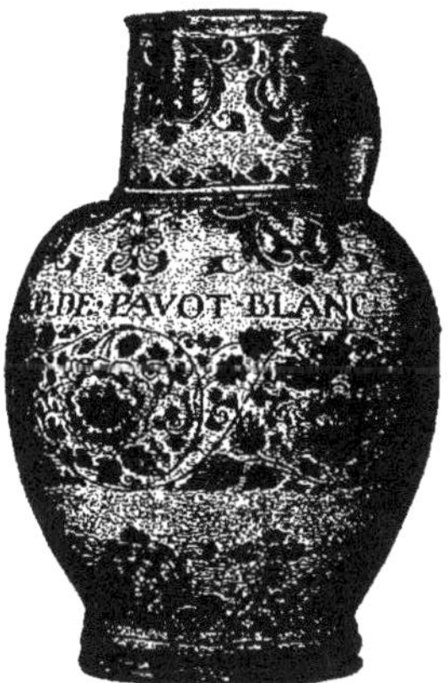

Fig. 2

Fig. 1 et 2. — Cruches de faïence, hautes de 0,35 centimètres, appartenant à la Pharmacie Centrale des Hôpitaux civils de Paris.

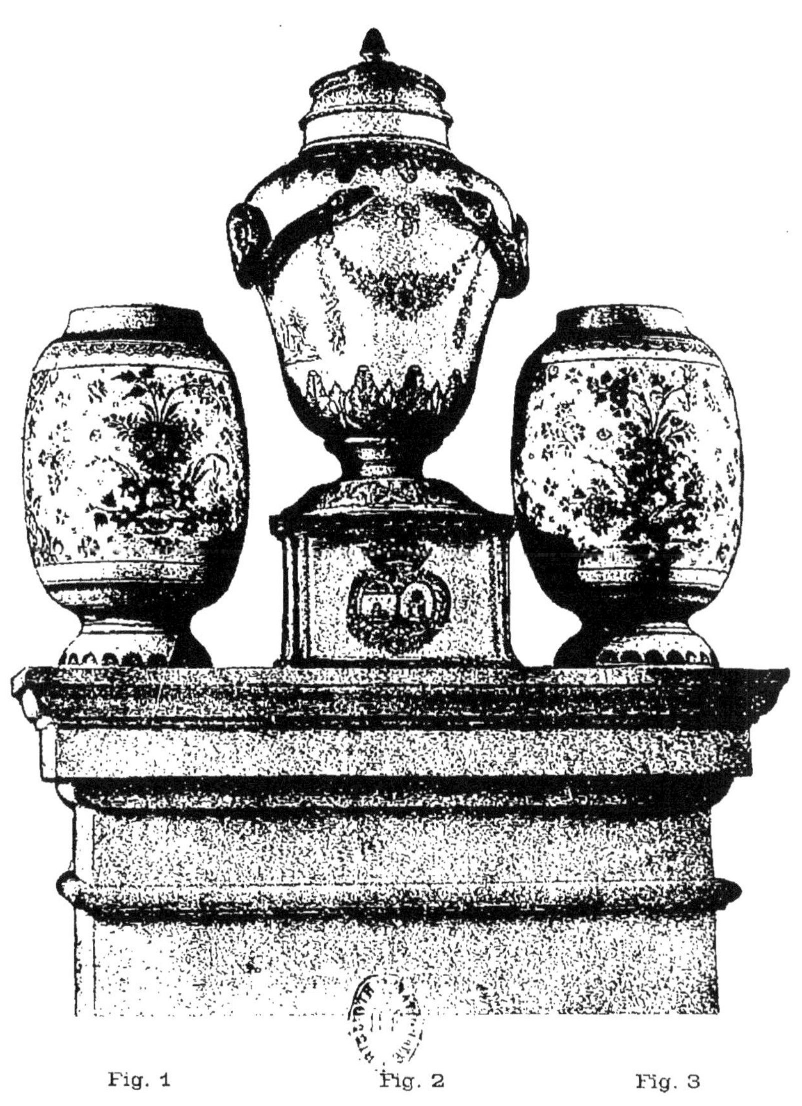

Fig. 1 Fig. 2 Fig. 3

Trois vases appartenant à la Pharmacie Centrale des Hôpitaux civils de Paris.
Figures 1 et 3. — Pots à canon, hauts de 0,40 centimètres.
Figure 2. — Vase à thériaque, haut de 0,56 centimètres,
monté sur un piédestal de faïence, haut de 0,17 centimètres.

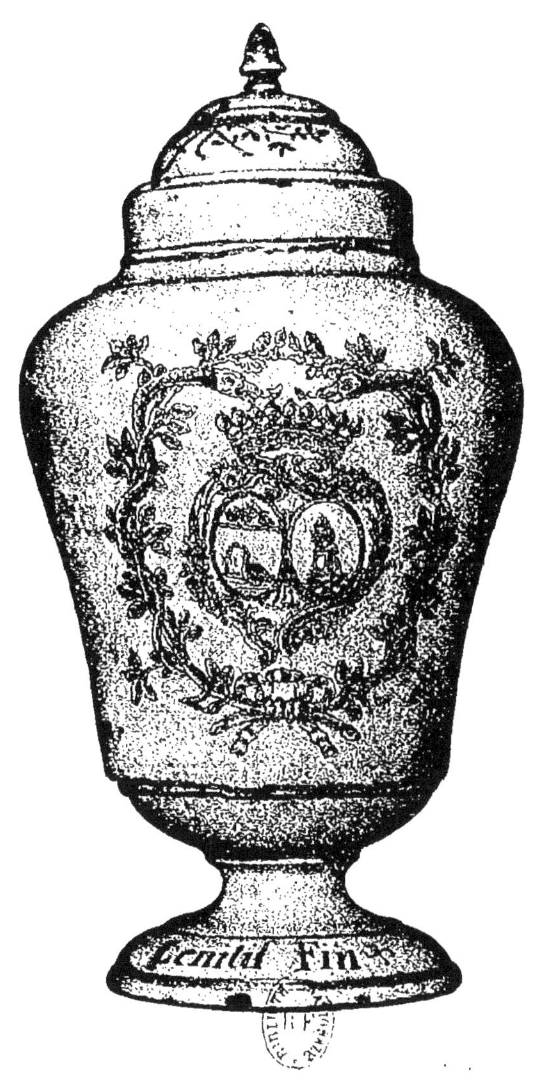

Vase de faïence, haut de 0,54 centimètres,
appartenant à la Pharmacie Centrale des Hôpitaux civils de Paris.

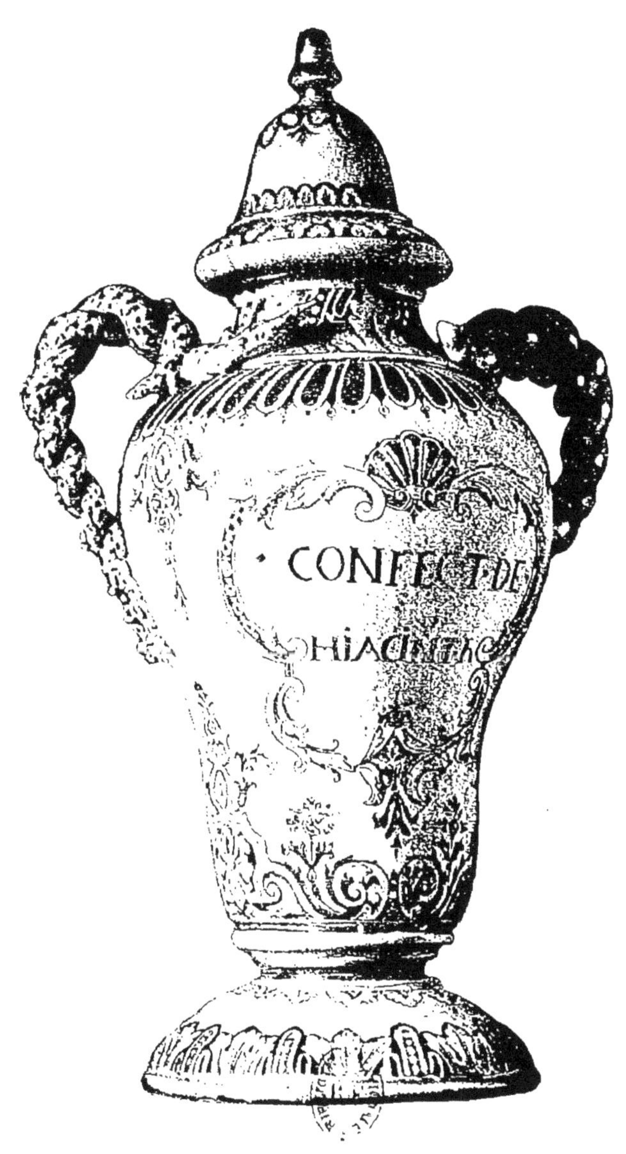

Vase de faïence, haut de 0,75 centimètres,
appartenant à la Pharmacie Centrale des Hôpitaux civils de Paris.

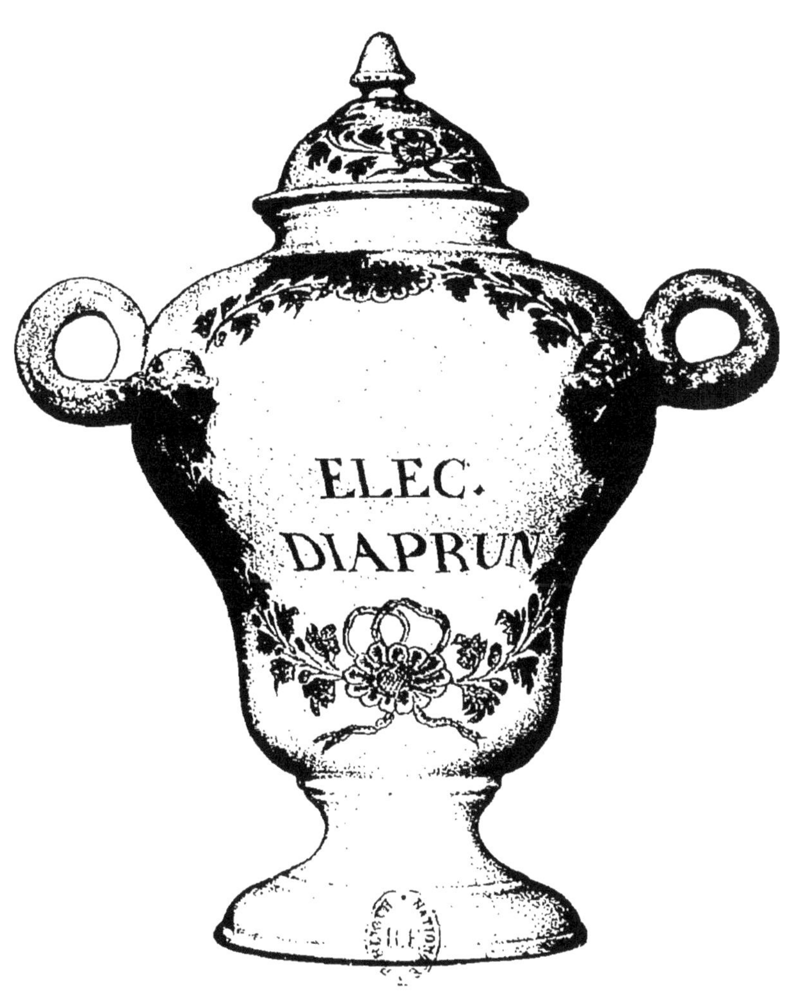

Vase de faïence, haut de 0,48 centimètres,
appartenant à la Pharmacie Centrale des Hôpitaux civils de Paris.

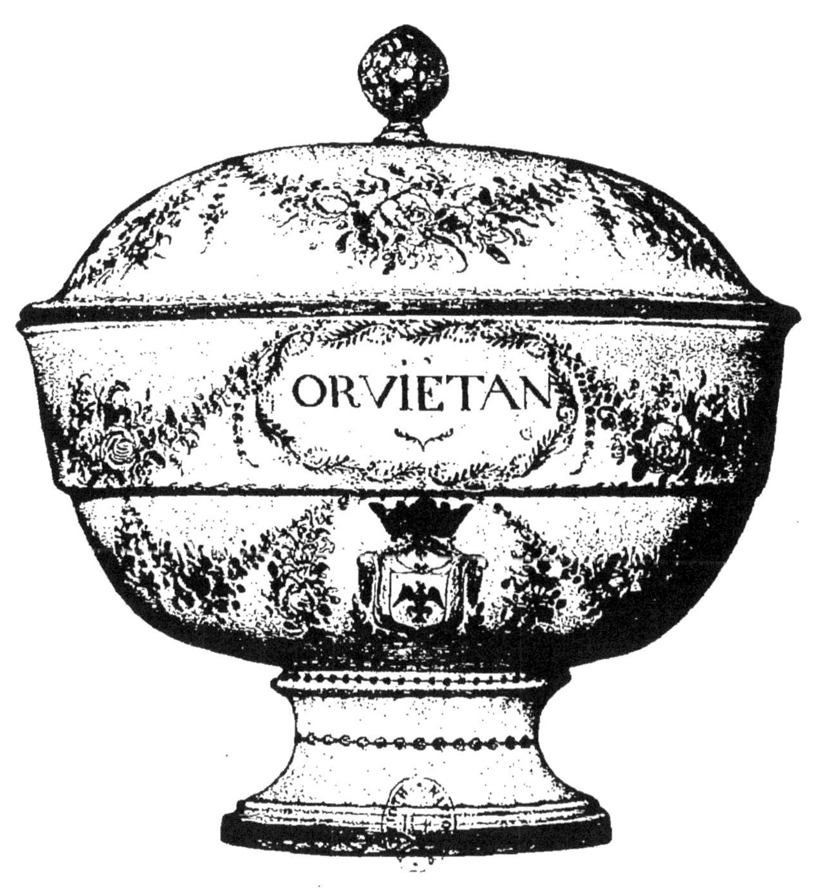

Vase de faience, haut de 0.48 centimètres,
appartenant à la Pharmacie Centrale des Hôpitaux civils de Paris.

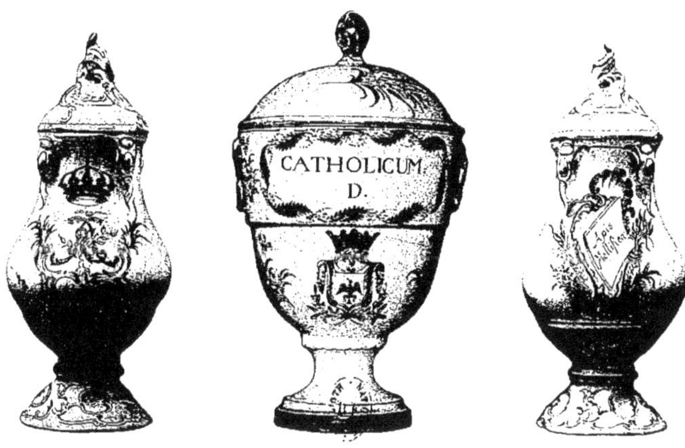

Fig. 1 Fig. 2 Fig. 3

Figures 1 et 3. — Vases nancéiens, hauts de 0,30 centimètres, appartenant à M. Henri Fialon, de Paris.
Figure 2. — Vase de faïence, haut de 0,36 centimètres, appartenant à la Pharmacie Centrale des Hôpitaux civils de Paris.

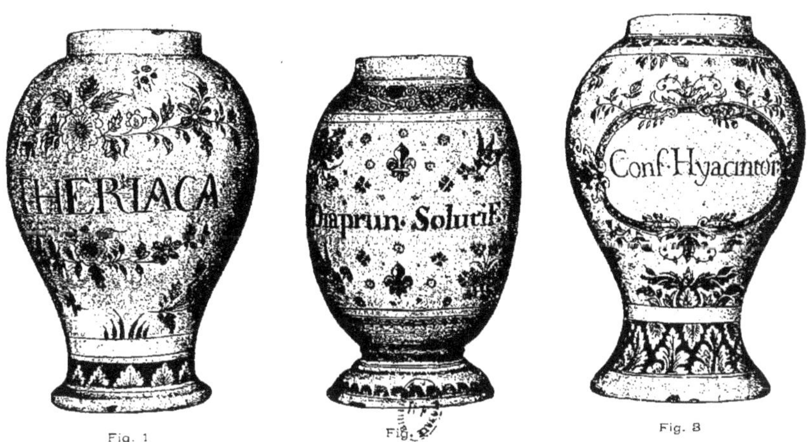

Fig. 1 Fig. 2 Fig. 3

Trois vases de faïence, appartenant à la Pharmacie Centrale des Hôpitaux civils de Paris.
Figures 1 et 2. - Vases hauts de 0,37 centimètres. — Figure 3. - Vase haut de 0,51 centimètres.

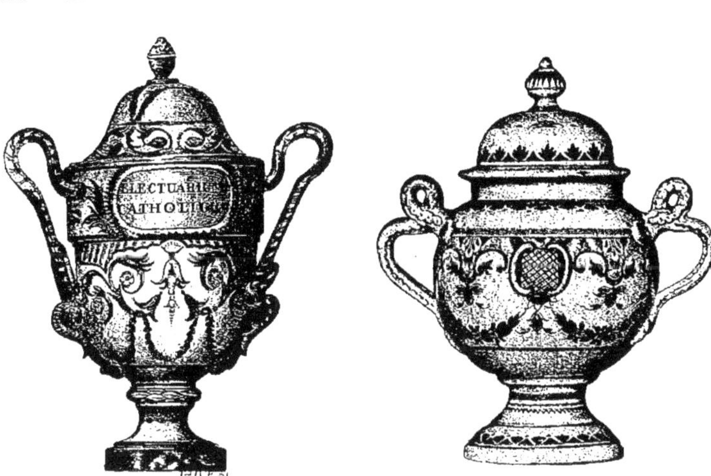

Fig. 1. Fig. 2

Deux vases de faïence, appartenant à la Pharmacie Centrale des Hôpitaux civils de Paris.
Figure 1. - Vase haut de 0,41 centimètres. — Figure 2. - Vase haut de 0,35 centimètres.

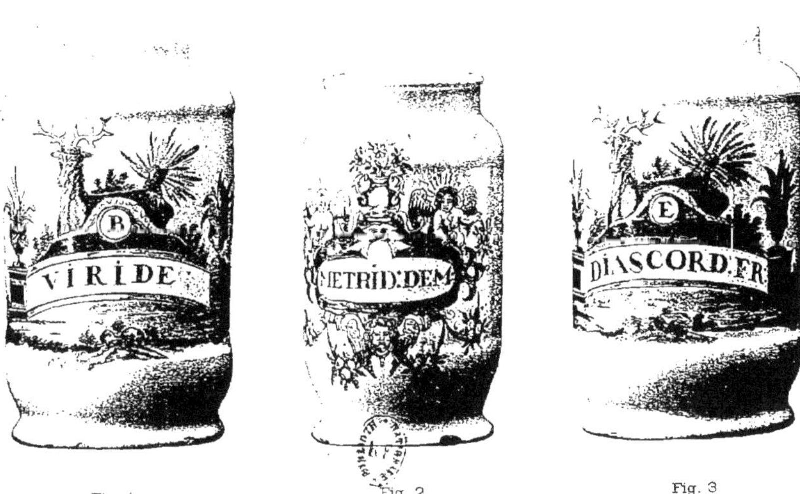

Fig. 1 Fig. 2 Fig. 3

Trois pots à canon, hauts de 0,18 centimètres.

Figures 1 et 3. - Appartenant à M. Henri Fialon, de Paris.

Figure 2. - Se trouve au Musée rétrospectif de l'École supérieure de Pharmacie de Paris.

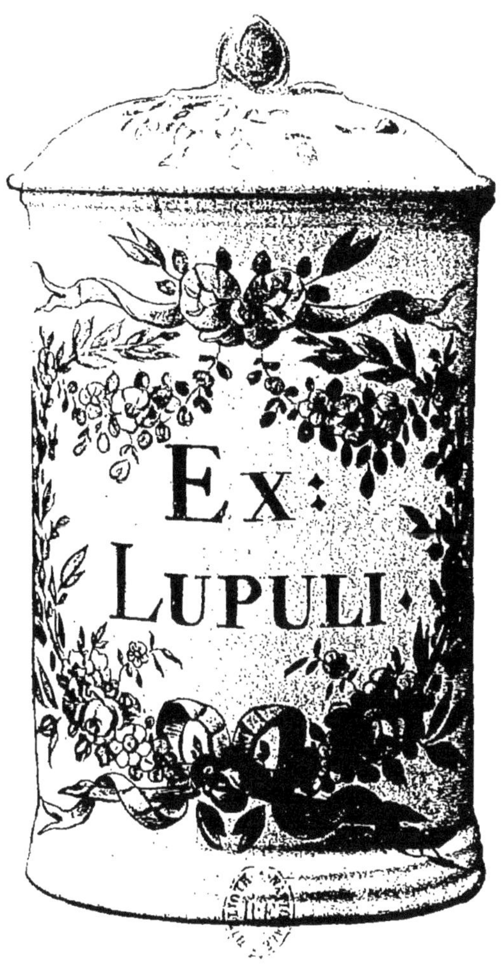

Pot à canon, haut de 0,25 centimètres,
appartenant au Musée rétrospectif de l'École supérieure de Pharmacie de Paris.

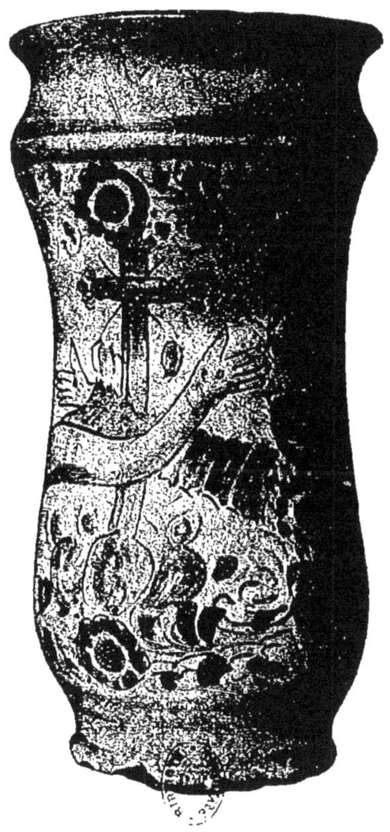

Pot à canon, haut de 0,215 millimètres,
appartenant au Docteur Edmond Bonnet, de Paris.

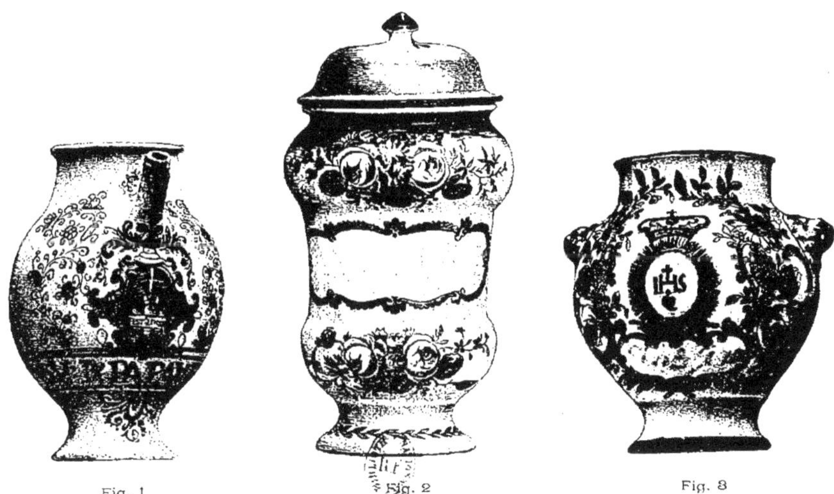

Fig. 1 Fig. 2 Fig. 3

Trois vases de faïence, appartenant à M. B. Reber, de Genève.
Fig. 1. - Chevrette italienne, haute de 0,20 centimètres. — Fig. 2. - Pot à canon, haut de 0,28 centimètres.
Fig. 3. - Vase armorié, haut de 0,20 centimètres.

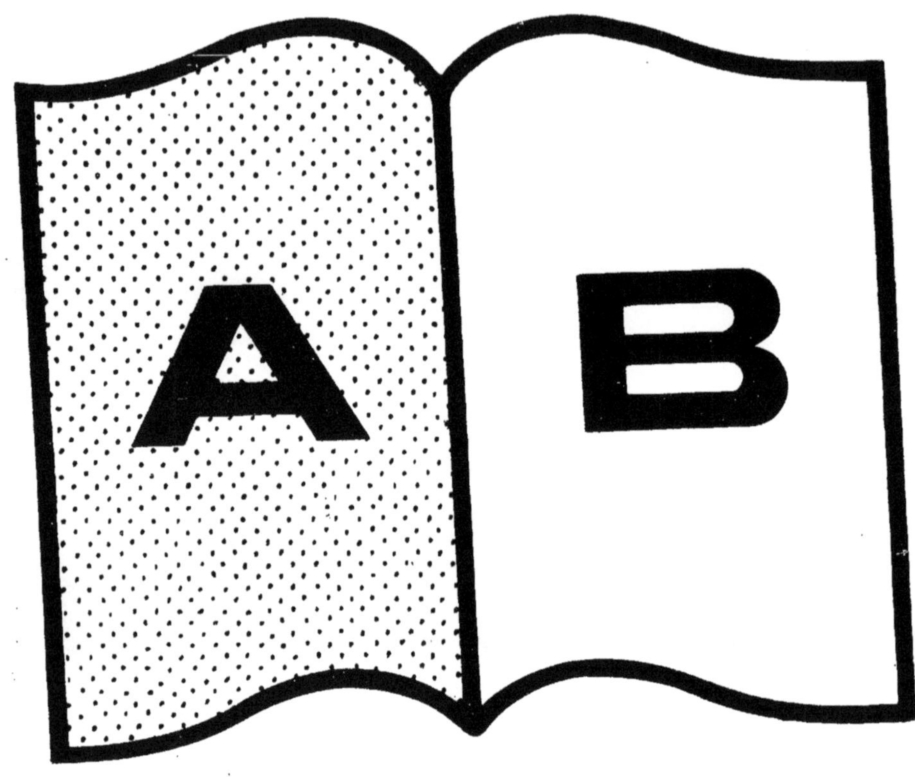

Contraste insuffisant

www.ingramcontent.com/pod-product-compliance
Ingram Content Group UK Ltd.
Pitfield, Milton Keynes, MK11 3LW, UK
UKHW020321250726
13967UKWH00004B/1803

9 782012 875678